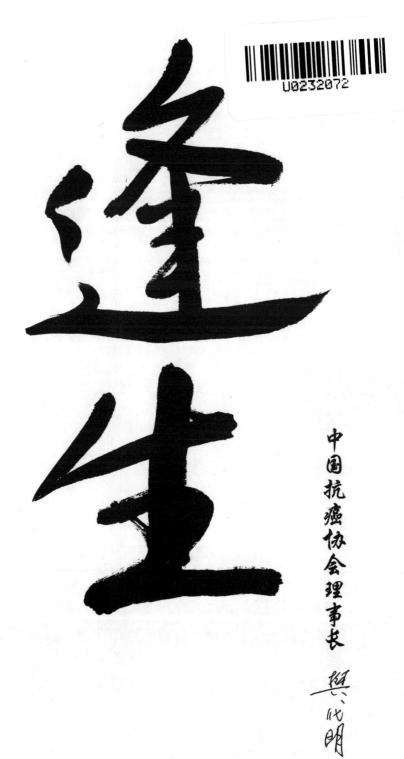

逢生

中国抗癌协会理事长

徐光明

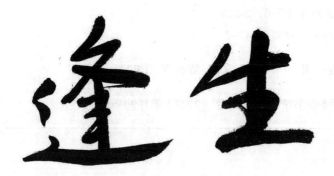

逢生

第四辑

中国抗癌协会 编写

天津出版传媒集团

天津科技翻译出版有限公司

图书在版编目（CIP）数据

逢生.第四辑/中国抗癌协会编写.—天津：天
津科技翻译出版有限公司，2022.8
ISBN 978-7-5433-4247-7

Ⅰ.①逢… Ⅱ.①中… Ⅲ.①癌–防治 Ⅳ.①R73

中国版本图书馆CIP数据核字（2022）第109045号

逢生（第四辑）

FENGSHENG（DISIJI）

出　　　版：	天津科技翻译出版有限公司
出 版 人：	刘子媛
地　　　址：	天津市南开区白堤路244号
邮政编码：	300192
电　　　话：	（022）87894896
传　　　真：	（022）87893237
网　　　址：	www.tsttpc.com
印　　　厂：	天津中图印刷科技有限公司
发　　　行：	全国新华书店

版本记录：710mm×1000mm　16开本　16.5印张　200千字
　　　　　　2022年8月第1版　2022年8月第1次印刷
　　　　　　定价：58.00元

编委会

前言

从呱呱落地到青春壮年，再到迟暮，生命的张力与成长的活力一路相随，支撑着我们成长、成熟，然后老去。然而，人生的旅程总会有一些意料之外的拐点。一张薄薄的癌症诊断证明，足以击碎我们所有对现下的满足、对未来的憧憬。深陷在迷茫、痛苦、恐惧甚至绝望之中，一时间突然徘徊在存活率、复发率与死亡率之间，这貌似不可承受之重，是否真的无以抗衡？

追溯人类对癌症认识的发展史，不难发现，它一直以不同的形式与人类同在。在一张公元前 1600 年左右的古埃及莎草纸上，曾有一段关于乳腺癌的描述，结论是——"无药可救"。

我们总是将癌症与死亡联系在一起，但是，从另一角度来讲，癌症是人体自身病理状态的反射。罹患癌症，是可怕的经历，但它也是之于生命的一记警醒，敦促我们重新审视自我，重新理解生命的奥义，重构生命价值。

生命脆弱亦坚韧。这是一场逆流而上的旅程，你我他皆同行。这也是对生命希望的守卫之战，你我他皆勇士。

癌症，曾让多少人谈之色变，曾让多少人如临深渊，曾让多少人突然跌落到人生的冰点。但伴随着现代医学的飞速发展，多数癌症已经成为可防、可筛、可治的慢性疾病。国家的重视、社会的关注、康复组织的发展全力整合，让癌症患者感受到，抗癌之路并不孤单。

2018年开始，中国抗癌协会每年都在全国范围内遴选感人抗癌故事，组织出版抗癌事迹图书——《逢生》。一句句铮铮感言弘扬抗癌正能量，一个个真实故事激励广大患者勇敢乐观、积极抗癌。至今，本套系列丛书已经成功出版了四辑，100多个真实鲜活的面孔，100多个不甘不屈的人生，在无数暗夜为无数绝望的心灵点亮了照耀前路的明灯。

泰戈尔说："世界以痛吻我，要我报之以歌"。凡击不倒我们的苦难，都将使我们更强大。《逢生》是力量之源、指引之光、希望之火，将引领你走向新生。望你拾级而上，步步为营，结果将是生命不息、获得重生。这就是疾病之于生命的价值，这就是《逢生》之于患者的意义。

雷霆雨露俱天恩，千帆阅尽即新境。

生命，还可启航。

曙光，就在前方。

中国抗癌协会理事长
中国工程院院士
美国医学科学院外籍院士
法国医学科学院外籍院士

2022年5月

目　录

吕巧云：

生命的意义

编前按：

　　2007 年 3 月，吕巧云被确诊为乳腺癌。初闻噩耗，她觉得如五雷轰顶，但为了 90 多岁的老父亲和未成年的孩子，她冷静下来，接受了手术和化疗。家人不离不弃的爱、朋友关怀备至的呵护、医护人员精准的治疗，让她慢慢地走出了癌症的阴霾。经历了癌症的洗礼，她感觉生命的意义再次得到了诠释：逝去的岁月，已一去不复返；面对从天而降的灾难，只要有爱，就有足够的勇气经历人生中所有的风雨，一切会变得轻松而释然；只要我们抓住现在的岁月，珍惜每一分每一秒，享受当下的生活，那么活着的每一天都是幸福快乐的！

　　生命的沙漏回到 2007 年 3 月的一天，我无意间在左乳上摸到了一个肿块，不疼不痒的，在家人的敦促下我去了医院，接诊的医生只是用手一摸就说道："70% 的可能是乳腺癌！当然还需要进一步检查确诊。"他说得轻描淡写，我听得却如五雷轰顶，满脑子全是医生这句话。以前总觉得癌症离我很遥远，怎么也想不到我竟然会患癌症。

不知过了多久，理智终于战胜了恐惧，我强迫自己冷静下来，回到单位安排好后续工作，接着去医院办理了住院手续。在单位一直号称"女强人"的我，骨子里却是一个"小女人"，对"癌"也是很恐惧的。想到自己上有90多岁的老父亲，下有14岁正准备中考的孩子，真的是心有不甘啊……

2007年3月25日，我接受了左乳乳腺癌改良根治术，2周后开始化疗。术后身体的残缺及化疗所致的胃肠道反应我都咬牙坚持了下来，可洗澡时看到被花洒冲落的满地头发，我感觉自己的心一下子被掏空了，如同行尸走肉般，2秒钟后我号啕大哭……想想90多岁的老父亲，以及未成年的孩子，我想我不能死，一定要配合医生治疗，克服一切因治疗带来的痛苦。为了我的家人，也为了所有关心我的人，我要坚持，我要活下去……于是我擦干眼泪，收起所有的悲伤，一次次奔赴"战场"。

我的患病给女儿带来了很大的影响。只要她一有空就去医院陪我，当时有护士问她："临近中考了，你把时间都用来陪你妈妈了，不耽误学习吗？"她说："我必须每天都来陪妈妈，万一有一天不能来，见不到妈妈了怎么办？！"女儿的回答让我再一次泪流满面。做第4个疗程的治疗时，化疗反应使痛苦达到了极致，我独自站在窗前甚至有纵身一跃的冲动！短短几分钟，我想了很多很多，但最终还是理智占了上风。

后来，在女儿参加硕士研究生面试时，老师问她："你为什么想读乳腺专业呢？"女儿回答说："因为我妈妈患了乳腺癌，她周围还有很多阿姨也都患了乳腺癌，我要用所学的知识攻克乳腺癌，减轻她们的痛苦。"女儿现在已经于北京大学博士研究生毕业，学的仍是肿瘤专业。

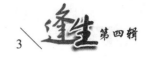

　　家人不离不弃的爱，朋友关怀备至的呵护，医护人员精准的治疗，让我慢慢地走出了癌症的阴霾。

　　2008年10月，我常规复查时又发现对侧乳房有病灶，我以为癌症再次找上了我，但上苍好像还是对我有所眷顾的，术后病理提示是虚惊一场。2009年1月，我刚刚放松的心情又提到了嗓子眼儿，因为复查时发现肝脏出现问题，于是我又去了上海，在上海东方肝胆医院和复旦大学附属肿瘤医院咨询了知名专家，所有医生都说要打开腹部切除病灶。当时我被彻底推到了谷底，也做了最坏的打算，我写好遗嘱，向家人交代了我能想到的后事，感觉自己没有生的希望了。后来，我想反正是要死了，那就回家吧，就这样我又回到了徐州。医生说："你也不要绝望，切下来说不定不是癌转移呢。"也许是我还有没完成的事，也许是我的坚强感动了上苍，手术切除的病灶竟然真是良性的！

　　短短2年，我曾与死亡擦肩而过，又被2次复查吓得心惊胆战。我想，既然老天让我继续活下来，我要在我有限的生命里做一些有意义的事情，将来到了死亡来临时躺在床上回忆，也不枉此生了。经历了生死，我渐渐悟出了生命的意义，我穿起了久违的旗袍，系统地学习了瑜伽、唱歌、朗诵等，后来还有幸加入了徐州市朗诵协会。

　　为了让更多的姐妹治疗结束后抱团抗癌，在科主任的建议和筹备下，我们成立了徐州市首家乳康俱乐部，定期组织有益于身心健康的各种活动。当初乳康俱乐部只有寥寥几人，而现在我们的紫薇家园已有几百人，姐妹们抱团取暖，相亲相爱，互帮互助，参加各种兴趣班。我们经常组织旅游、踏青、野餐等各种有益于身心健康的活动，还邀请医生、护士不定期给我们做康复科普讲座。大家都感觉，有了紫薇

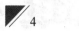

家园，我们就有了生的希望。

经历了癌症的洗礼，生命的意义再次得到了诠释：逝去的岁月，已一去不复返；面对从天而降的灾难，只要有爱，就有足够的勇气承受人生中所有的风雨，一切会变得轻松而释然；只要我们抓住现在的岁月，珍惜每一分每一秒，享受当下的生活，那么活着的每一天都是幸福快乐的！

（来源：中国抗癌协会康复分会——紫薇家园）

秦云兴：

妻子的爱使我走向康复

编前按：

63 岁的秦云兴患胃癌已超过 15 年，十几年中，妻子的爱让他摆脱癌症，走向康复。2005 年 11 月，他在一次检查时被确诊为胃腺癌晚期，妻子很快从悲伤中清醒过来，积极为丈夫联系最好的医院、专家；住院期间日夜陪护，及时与医生沟通，还细心地每天记录用药情况、身体状况及饮食情况；为了丈夫的心理康复、身体锻炼，她事无巨细，还鼓励丈夫走出家门，参加康复会活动。妻子的爱使秦云兴坚定了抗癌的信心，并在担任康复会会长后为病友们无私奉献。

我是河南省新乡人秦云兴，男，63 岁，胃癌。"抗癌如登山，携手共登攀"。这是我康复 5 年时写下的一句感言，其中包含着对妻子深深的感谢之意。正是她这么多年的不离不弃和悉心呵护，才使我摆脱病魔，顺利走向康复。

2005 年 11 月，一次检查时我被确诊为胃腺癌晚期。突如其来的打击，一下打乱了全家人的正常生活。为了使我得到最好的治疗，妻子很快从悲伤中清醒过来，既然患病，就要勇敢地面对。她积极联系我省最好的医院、专家，安排我住院治疗。

最令我感动的是，住院期间，坚强的妻子日夜陪护，照顾我的饮食起居，及时与医生沟通，确定手术、化疗方案，配合医生治疗，千方百计筹措住院费用。为了更好地照料我，细心的妻子每天都把我的用药情况、身体状况、饮食情况等记录下来。平时，查资料、听讲座，学习抗癌知识。我住院8个多月，她坚持每天记笔记，光记录文字就达10多万字。

如何克服负面心理，建立乐观、积极向上的良好心态，是绝大多数患者都要面对的难题。针对我内向、过于认真的性格，妻子亲自查找资料，帮我分析利弊，找专业心理医生诊治，使我了解到负面心理对健康的危害性，顺利地走出了心理障碍的阴影。

为了我的康复，妻子鼓励我走出家门；为了我的健康，她主动加入抗癌协会，为病友们服务。同时，鼓励我积极参加康复会志愿者活动，帮助别人，快乐自己。

为了督促我锻炼，她身体力行，日复一日，年复一年，陪我一起学习健身气功。

为了培养我的兴趣爱好，10多年来，妻子每学期都亲自到老年大学给我报名，我因此学会了唱歌、跳舞、弹钢琴、打乒乓球等。

妻子的勇敢激励了我，她的爱更令我感动万分。她的无私奉献和照顾，使我坚定了抗癌的信心，懂得了健康"四基石"的重要性，过去不苟言笑的我，不再抱怨与自卑，开始乐观起来，学会了宽容、感恩与合作，建立了正确的生活观念和健康的行为方式，最终彻底战胜了病魔，获得重生。

我自从担任本市癌症康复会会长后，在妻子的支持下努力工作，以为广大病友服务为己任，不计报酬，甘愿奉献，经常自掏腰包开展各项康复活动。我的勤奋与努力得到了病友们的称赞，因此，我多次被评为省、市级抗癌明星。2017年，我们家还被评为中国抗癌协会优秀抗癌家庭。

世界上最伟大的力量是爱，感谢一路有你——我的亲密爱人！儿女孝顺，家庭关爱，胜过价值百万的药物。懂得珍惜，懂得感恩，身体才会健康，生活才会幸福，世界才会美好。

最后，作为已经抗癌10多年的老病友，我想跟病友们分享一些自己的抗癌体会。康复是一次旅行，也是一次长征，康复初期，远非凭个人之力就能成行的，稍不留意，就会走错路、走弯路。癌症康复是一项综合性工程，涉及心理康复、生活方式、饮食方式、医疗保健、体育锻炼等多门学科和知识，远非一个人的学识水平能达到的。

无数成功的经验告诉我们，康复期患者群体抗癌、抱团取暖至关重要，而癌症康复组织就是最好的群体抗癌平台。加入康复会，对新病友的康复会起到事半功倍的作用。找到组织就等于找到了家，我之所以这样说，是因为有切身体会，没有康复会就没有我的今天。在妻子的努力下，我加入康复会，明确了康复目标，在康复过程中我结识了许多朋友，得到了许多老会员的关心、关爱和帮助。正是在大家的鼓励下，我才坚定了抗癌决心；正是在老病友的指导下，我才掌握了正确的抗癌方法和知识；正是在大家的陪伴下，我才自信快乐地度过了无数个风风雨雨的日夜。也希望更多病友像我一样早日加入康复组织，在抗癌路上不再孤独前行。

（来源：中国抗癌协会康复分会——河南省生命关怀协会）

于遏舫：

让生命更精彩

编前按：

　　2005 年于遏舫在一次体检中被发现右肾有肿块，手术后病理为右肾透明细胞癌。术后的她身体虚弱，精神萎靡，对治疗没有信心，甚至失去了活下去的勇气。此时，家人的不离不弃、用心呵护，以及郑州抗癌俱乐部的帮助和引导使她的生命火花重新燃起，她开始坚持锻炼、积极配合医生的治疗，癌症转移后也安然渡过了难关。河南省生命关怀协会成立后，于遏舫积极参加协会组织的献爱心和关爱活动，在帮助别人的过程中感觉生命更加精彩。

　　我叫于遏舫，今年 70 岁，曾经是一个不怕任何困难的女强人，退休前多次被单位评为劳动模范和三八红旗手。

　　天有不测风云，在 2005 年 8 月的一次体检中，医生发现我的右肾有个肿块，已达 80mm×60mm。我当时惊呆了，心里很恐惧，也很难受，精神几乎处于崩溃状态。家人也非常着急，每天都去郑州的各大医院寻医问药。我们多方咨询，但医生都建议立即手术。

2005年8月16日，我住进了省级医院泌尿外科。19日手术那天，丈夫和儿子把我推到手术室门口，我看到他们眼里噙着泪花，丈夫紧紧握住我的手轻轻安慰，鼓励我不要害怕，要坚强。手术后病理结果为右肾透明细胞癌。当时医生告诉我和家里人，肾癌对放化疗不敏感，效果不明显，可采取生物治疗。那时，我的身体非常虚弱，情绪也不稳定，经常整夜胡思乱想，不但对治疗没有信心，还失去了活下去的勇气。难道自己的生命就要到尽头了？我十分苦恼，万般焦虑，这可怎么办呢？家里人看我难受、痛苦，每天守护着我。丈夫说让我安心治疗，不管有什么困难也会想尽一切办法解决，一定把我的病治好。

经病友介绍，我找到了郑州抗癌俱乐部。在俱乐部活动的公园里，我看到许多病友都在用心练习健身气功。老师跟我说，这些人中有许多曾经做过好几次手术，有的是中晚期癌症患者，还有许多是被医生判处了"死刑"的患者。他们在抗癌俱乐部的组织和引导下，认真坚持综合治疗，同时练习健身气功，在癌魔面前不气馁、不屈服，用超人的毅力和智慧与病魔斗争，最后成功战胜了癌症，现在都过着充实快乐的生活。

随着时间的推移，抗癌俱乐部渐渐地把我低沉的情绪调动了起来，我决心加入俱乐部，融入这个群体。我的精神由萎靡变为振奋，生命的火花重新燃起。从那以后，我每天坚持锻炼，不管刮风下雨还是酷暑严寒，从未间断。从焦虑无助到发挥自己的主动性，从茫然不知所措到有了抗癌的方法和武器，从自己独自锻炼到在公园里同病友们共同抗癌，我的思想和生活都发生了很大变化。我积极配合医生的治疗，主要是中药和生物治疗。在白介素和干扰素治疗后，我经常发烧且浑身无力，但还是坚持做完了疗程。后来感到体质在慢慢恢复，抗癌信心在不断增强，我的精神也越来越好了。

2006年7月和2007年7月复查时，医生发现我腹膜后淋巴结肿大，还有肺部结节！向专家咨询后，在病友们的帮助下，我积极配合医生治疗，几个月后腹膜后肿大淋巴结没有了，肺部结节也没有了，我心里真是高兴极了！

患病十几年来，我有许多感悟。癌症并没有那么可怕，无论患了什么样的疾病，最可怕的并不是疾病本身，而是对疾病恐惧导致心情沮丧，进而完全丧失活下去的勇气。我们患者应该明确地认识到，一旦患了癌症，着急、悲伤、忧郁肯定于事无补，只会加重病情。应该采取积极、主动、泰然处之的态度，尽量保持良好的精神状态，坚定战胜癌症的信念，努力配合医生治疗。同时做到合理饮食、生活规律、坚持适量运动等，癌症是可以得到控制和治愈的。

家人的不离不弃、用心呵护给了我战胜癌魔的勇气。丈夫整整为我熬了5年的中药，从未间断。家里的所有家务活都是他承担的，只为了能让我好好休息。我每次锻炼完回家，丈夫都为我准备好了可口的饭菜。

抗癌俱乐部的老师们把所学、所会、所知、所能的一切，都无私地奉献给病友们，病友们和周围的人也给了我很多帮助。我虽然患了癌症，身体上和精神上都受过很大的摧残和折磨，但是在这几年中，也让我体会到了人生更多的爱与真诚，这让绝望中的我对生命燃起了希望。

2011 年，河南省生命关怀协会在老干部和协会癌症患者的共同支持与努力下成立了。自从协会成立以来，我一直积极参加协会组织的献爱心和关爱活动。2015 年协会领导让我带队去深圳参加比赛并取得了很好的成绩；去看望贫困山区太阳村的孩子们；同时还给肿瘤医院的病友们讲述康复经验。为了让那些刚患癌症的病友们看到希望、增强抗癌的信心，我现身说法，耐心地解答他们提出的问题。送人玫瑰，手留余香，在这样的过程中我感受到自己的生命更加精彩。

人的生命是有限的，我们这些与死神接触过的人更要珍惜自己的生命。只要我们不放弃希望，敢于和死神斗争，就一定会创造生命的奇迹，让生命更加精彩！

（来源：中国抗癌协会康复分会——河南省生命关怀协会）

刘湘成：
关爱是战胜一切的源泉

编前按：

　　刘湘成今年60岁，是一名贲门癌患者，抗癌已有10年了。患癌是不幸的，但幸运的是，亲情、友情及所有人的关爱使他的心态发生了变化，他树立了抗癌的信心，勇敢跨过了10年抗癌大关。关爱是世界上最伟大的力量源泉，能给人动力，激励人奋发向上、战胜一切！希望大家互相关爱，一起携手抗癌！

　　10年前被确诊为贲门癌让我的人生跌入谷底，主治医生委婉地暗示我的生存期只有不到3年，但前不久的常规复查结果显示我的各项指标都在正常范围之内（血糖除外）。我是幸运的，而这份幸运全部都来源于一种叫作"关爱"的力量。10年来，亲情的呵护、友情的温暖、所有人的不离不弃和努力付出燃起了我对生命的渴求和希望，我勇敢地踏上了正确的康复之路，跨过了抗癌10年大关，如释重负地获得了新生。

　　2011年初夏，在单位工程项目夜以继日赶工的关键时期，我突然感觉吞咽困难，过后跟家人、朋友说起了这件事，朋友说必须到医院检查，不料检查后被确诊为贲门癌，这对我和家人来说简直是五雷轰顶。一时之间，像所有患癌病友一样，晦暗、阴冷、恐惧、愤怒、不甘心等所有负面情绪将我紧紧包裹，家人、朋友在劝解宽慰我的同时，费尽心力地想办法安排我尽快做手术。由于我身体底子不太好，有高血压、高脂血症、糖尿病，这使得术前的各项检查复杂而烦琐，让我痛苦不堪，也让术后恢复受到了非常大的影响。

　　开胸手术的术后护理对于患者和家属本就是一个很大的挑战，再加上我血糖高，刀口难愈合，为避免刀口感染，长期不能吃饭喝水，只能通过营养管灌注液体食物，因此家人必须将各种食物榨汁后，再经多重过滤用营养管灌注到我的体内。但这些无法满足我术后的恢复需求，身体消耗非常严重，体重几乎以平均每天0.5kg的速度下降。医生建议注射白蛋白，于是家人、朋友想尽办法买来了白蛋白。妻子为了减轻我的心理负担，让我好好地接受治疗，每天压制着内心的惶恐与痛苦，坚强地在我面前表现出轻松的状态。亲人和朋友不分昼夜地轮流照顾我、陪伴我……看着每个人都想尽办法让我离病魔远一点、再远一点，我的心态潜移默化地发生了变化，心情逐渐放松下来。作为这场战役最主要的战士，我更加坚定了抗癌的信心：不论病魔有多厉害，我也要和它抗争到底；不论在治疗过程中有多么痛苦，我也要努力克服，积极配合治疗！即便最后的结果是死亡，我也无所畏惧！努力做一个坚强的人，才能不辜负所有关爱我的家人和朋友的辛苦努力。这样的心态对于我后期的治疗和康复起了非常关键的作用。

出院后，为了能让我尽快康复，妻子每星期都要到距离很远的海鲜市场买新鲜的海参、大虾给我补充营养；为了调整我的心态，邻居、朋友经常鼓励我走出家门到社区中参加各种活动；为了培养我的兴趣爱好，朋友们经常到我家讨论研究养花的技术，陪伴我到花市看花、买花，以及学习养花的知识。2018年我去新疆旅游时，当导游得知我是一名贲门癌患者时也给予了我很多照顾，从车上座位的特殊安排，到每餐食物的特殊照顾，有些景区还为癌症患者提供了免费入园政策……所有的人都在用自己的方式表达着他们的关爱。正是这些爱和温暖，让我由悲观失望转为乐观开朗，心态也由消极的听天由命、听之任之转为积极的宽容、感恩、合作。生活理念和行为方式的转变有利于我的康复，我终于彻底战胜了癌魔，并用阳光的心态迎接自己的新生。

有了这样一次和死神正面交锋的经历，我变得更加坚韧和强大，在获得如此多的关爱和温暖之后，我最想做的就是以完美蜕变的姿态积极地回报社会、投身公益，去关爱那些需要关爱的人，在抗癌的战役中贡献自己的一份力量。在协会的精心组织下，我们去病房探望和慰问病友，并与患者及家属面对面畅谈抗癌的心得体会，告诉他们应如何调整心态积极配合治疗，正确面对疾病。

关爱是世界上最伟大的力量源泉，能给人动力，激励人们奋发向上、战胜一切。作为一个抗癌10年的老病友，我想告诉新病友们，康复是一项综合性的工程，也是人生的一种体验。术后的康复远非一己之力可以完成，稍不留意就会走弯路，整个过程涉及心理康复、科学治疗、饮食方式、免疫力提高等多门学科的知识，积极的心态是实现康复的关键。无数成功的经验告诉我们，在癌症的康复阶段，群体抗癌、抱团取暖、家庭及社会的关爱至关重要，康复会就是我们抱团取暖的平台，我们互相关爱、互相交流、互相鼓励、互相指导、互相陪伴，这样才能使我们不断看到光明、看到希望。

希望所有病友都能有积极向上的心态，做到积极治疗、生活有律、饮食有节、运动有度、调节有方。康复路上，你我同行，为健康、为未来，大家相互关爱，一起努力，携手抗癌！

（来源：中国抗癌协会康复分会——河南省生命关怀协会）

莫文昊：

改变认知 科学抗癌

编前按：

　　莫文昊觉得人的一生经常要为自己的认知买单，就像她2年前患乳腺癌一样。最初她对乳腺癌治疗认识不足，以为切除了就能治愈，结果淋巴结转移、病情进展让她慌了神，在医生办公室崩溃大哭。但之后她冷静下来，了解乳腺癌相关知识，改变了对这一疾病的认知，冷静理智地反思，安心调养身体。现在不但身体恢复了，还学习了绘画，与孩子更加亲密，安排了一直无法成行的旅游，也收获了珍贵的友情。莫文昊希望大家像她一样改变认知、科学抗癌、拥抱生命！

　　人的一生，经常要为自己的认知买单。生命里有一半的幸运，与认知有关；有一半的不幸，也是认知不足造成的。

　　2021年4月的一个周日，我与几位同是4月出生的好友们一起过了一次生日。虽然我看起来与常人并没有什么不同，也与大家一样快乐地享受着生活的美好，但其实在2年前的2019年6月，我的人生发生了一次巨大变故。

那是一个再普通不过的工作日，我请假去一家三甲医院看病，想再检查一下左乳中那个总是不会消失的"增生"。接诊的主任看完后立马就建议我住院，当时一心扑在工作上的我一听就急了，说："不行啊，医生，我这是请了假来医院的，下午还要回去上班呢！"谁知主任听后脸色一沉，严肃地说："上什么班，你这基本上可以确定就是癌了，你知道吗？上班重要还是命重要？马上去办住院！"我一脸惊诧地看着医生，我还年轻，始终不愿意相信"癌"会发生在自己身上。不信归不信，我还是按照医生的要求，立马回家收拾东西并办理了入院。

跟大多数人不同的是，我并没有因为得知患癌而感到悲痛欲绝，更没有痛哭流涕。因为在此之前我接触过一些乳腺癌患者，也了解过这方面的知识，隐约知道乳腺癌的治愈率是很高的。我傻傻地认为只要切除了就能完全治愈了，甚至暗自庆幸自己得的是乳腺癌，那会儿我完全没有"复发转移"的概念。住院后我还到处安慰着同样确诊却在病房里痛哭的病友姐妹们，说乳腺癌切除就能治愈，治愈率很高的，压根不是事儿。就这样，住院做全身检查的几天里，我不但不伤心，还喜笑颜开地带领着同病房的几个姐妹逛公园、下馆子，俨然把住院当成了度假。

很快结果就出来了，左乳腺癌 Luminal B 型，IIB 期，需要进行新辅助化疗 8 个疗程后再手术。不明就里的我，稀里糊涂中接受了第 1 个疗程的化疗，用的是 EC 方案（表柔比星 + 环磷酰胺），我的反应并不大，除了浑身变黑、头昏脑涨了几天之外，别的都还好。当我正暗自得意"化疗也没想象中那么可怕"的时候，很快就被现实"打脸"了。

在第 2 个疗程化疗前例行彩超检查时，医生发现我锁骨下有个异常淋巴结（之前是没有的），腋下淋巴结也有肿大，这意味着化疗效果不好，病情在进展，而后进行的锁骨下淋巴结穿刺证实了这一点。我的分期一下变成了 ⅢC，听说已是中晚期了，这无疑是当头一棒，一下子把我打醒了。原来乳腺癌虽然属于比较好控制的癌症，但是同样也有它的复杂性，不慎重的话也很有可能栽大跟头。这时我才慌了神，想到两个还在上小学的孩子可能就要没有妈妈了，在医生办公室里我头一回被吓得哇哇大哭起来。

哭过之后，我觉得自己不能再这样稀里糊涂下去了，必须多学习一些乳腺癌相关知识，这样才能了解更新的治疗资讯和治疗方案。随后，我在一位病友姐姐那里了解了中国医学科学院肿瘤医院深圳医院（简称"深肿"），知道那儿有不少北京的专家，于是赶忙转院去了深肿。医生先给我调整了化疗方案，改成了 TEC（表柔比星 + 多西他赛 + 环磷酰胺）2 个疗程。这次病情没有再进展，但是遗憾的是，肿瘤虽然缩小了，但缩小程度并不大。于是医生决定先为我施行乳腺癌改良根治手术，而后再根据术后病理结果调整化疗方案。术后病理结果与穿刺病理区别并不很大，只是 PR 结果为阴性。当时北京协和医院乳腺内科的樊英主任正在深圳坐诊，因我对紫杉醇不敏感，她将化疗方案调整为静脉注射长春瑞滨 + 口服卡培他滨 4 个疗程。幸运的是，第 1 个疗程化疗后原先锁骨下异常淋巴结消失了。虽然化疗的日子很艰辛，但深肿的医生和护士都非常尽心尽责，医患间的团结友爱，使黯淡无光的几个月依然充满了欢笑与温暖。医生护士经常组织活动及宣讲知识来缓解我们的恐惧和忧虑，渐渐地，我们由最初的焦虑、恐惧、无法接受，转为淡定坦然，大家一起抱团积极面对，还因此结下了深厚的友谊。

2020年1月，我结束了化疗，这时正值新冠肺炎疫情突发，我赶在医院封锁前最后一波住院做放疗。做放疗时正是疫情的最高峰时期，医院管理十分严格，不允许亲人探视，也不允许患者外出，甚至只能待在自己的病房中。我索性带上了两盒彩铅，住院期间一边治疗一边跟着网上视频学画画，放疗的1个月仿佛关禁闭一般，但我却过得有滋有味，十分充实。

治疗结束后，我的身体经历了很长一段时间才慢慢恢复。为了更好地康复，我辞去了之前的工作。虽然不幸生病，但幸运的是我一直很有保险意识，早早地买好了商业保险。不但重疾险获赔了几十万，还有百万医疗报销险，看病治疗的花销基本可以保障。这让我在患病后不用因看病花钱而发愁，能够从容淡定地安心疗养。

反思过去，我发现之前的生活存在很多问题，常年的高压工作、加班、熬夜、不运动、吃饭不规律、睡眠不足等，把身体的免疫力逼向了崩溃的边缘，以致暴发成大病。痛定思痛，我决心先好好调养，把身体欠下的债还回去。现在，我每天早上都到附近的体育公园做"佳木斯操"、打太极拳，经过近1年的调养，身体也慢慢恢复了。

很多人在生病后都会思考：我为什么会得病？为什么得病的是我？别人跟我做了一样的事，甚至更过分，他们为什么还好好的？很多人把这个问题归咎于"命运"。同样的，我也反思过这个问题，但是我的答案是"认知"。经过这一场病，我深深感到一个人的认知有多么重要。

首先，癌症发生的根本原因是基因突变，关于"为什么别人没得，我得了"的问题，回答应该是个体差异。癌症很多时候是可防可控的，但是很多人有"趋利避害"的心理，对于癌症选择性失聪，回避这个话题，由此导致很多人对于癌症的基本常识根本没有认知。不去体检也不愿意体检，甚至体检后发现有问题也不去医院进一步确认，小病拖着或为了挣钱硬扛着……其实很多时候，如果大家多了解一些癌症和癌症筛查相关知识，就能将癌症消灭在萌芽状态。

其次，患病后认知不足。一部分病友姐妹们以为得了乳腺癌必死无疑，以至于确诊后惶惶不可终日，甚至不少人因此患上了抑郁症。实际上，乳腺癌是相对比较好控制的，加上治疗方法和药物都比较多，即使复发或转移，经过积极治疗后有相当一部分患者是能够取得很好效果的，因此不需要给自己太大的心理压力。还有的病友姐妹们则完全不当回事儿，认为治完就行了，拒绝复查、吃药。其实很多患者癌症复发与没有规范治疗、没有常规复查有很大关系。因此，我们对待乳腺癌要客观冷静，不需恐惧，但也不可轻视，更不能听信所谓的偏方！我在生病期间曾认识一位病友，原本她经过治疗病情已经稳定，却听信偏方吃了一种骆驼血丸，结果没多久就去世了，才35岁，实在令人惋惜！可见认知对一个人来说是多么的重要，人们所说的"命运"，在很大程度上是由自己的认知决定的。

最后，想聊聊心态上的认知。生病后很多病友姐妹们对自己很没自信，觉得自己是个患者，低人一等，甚至千方百计隐瞒自己得病的经历。我生病后并没有隐瞒身边的人，甚至对在我化疗期间不知情来探望的朋友都直接说了情况，事实上不但没有人因此看不起我，反而对我更钦佩、更喜欢了。我还趁此机会跟身边的人都好好普及了乳腺癌的知识。我发现很多时候心理压力都是自己造成的，当你极力回避的时候，这种压力和恐惧反而更严重，如果泰然处之，更能正视它、面对它，它也就变得十分渺小了。生老病死是自然现象，人活着就会生病，这本就是很正常的事儿，但是当把它跟"幸"与"不幸"联系到一起的时候，你就会变得很悲观，实际上这是完全不必要的。

人生中总是会有很多意外和挫折，但万事万物都是祸福相依，具有两面性的。在生病的这 1 年里，我虽然失去了工作，却有充足的时间在家里陪伴两个孩子，亲子关系亲密了很多，女儿突然间也长大、懂事了。我还安排了之前一直没有成行的旅游，去了西安、上海、三亚，旅行中的点点滴滴都让我感受到了生活的美好。跟我一起治疗的病友姐妹们大都已经康复，我们现在还经常聚到一起，收获了珍贵的友谊。

未来的路还很长，只有改变认知、科学抗癌，才能拥抱生命！

（来源：中国抗癌协会康复分会——深圳市爱康之家大病关怀中心）

栾福山：
爱心奉献谱写不凡乐章

编前按：

　　中国农业银行辽宁省辽阳股份有限公司经济师栾福山2004年患了白血病，经历40余次化疗、100多次骨穿、20多次腰穿后，他凭着顽强的意志，最终战胜了疾病。他患病后首先想到的是与他同样患癌的病友们，经过5个多月的奔波成立了辽阳市癌症康复协会，带领病友们走上了群体抗癌的道路，无私地帮助病友们积极抗癌。"人活着，要奉献而不是索取"一直是栾福山的做人准则，患病前他也是如此，且数十年如一日，做了很多好事，帮助了很多人。他热心公益事业，2012年10月15日被辽阳市慈善总会任命为爱心义工队队长后，更是全身心地投入其中。栾福山身患白血病仍然奉献爱心的感人事迹得到了全社会的关注，多家媒体争相报道，中央电视台曾先后20多次对栾福山的事迹做过专题报道，2006年3月15日《新闻联播》也对他的事迹进行了长达7分钟的报道。栾福山就像冬天里的一把火，用爱心温暖着他人，为社会传递着正能量，用爱心奉献谱写出了不凡的乐章。

2004年2月4日，中国农业银行辽宁省辽阳股份有限公司经济师栾福山不幸罹患急性非淋巴细胞白血病，确诊时已是晚期，白细胞只有不到3000，当时医生说如不进行骨髓移植，估计只能存活半年。但他没有被吓倒，坚强地忍受着各种病痛折磨，经历各种化疗40余次、骨穿100多次、腰穿20多次，谢绝了社会捐助他用于进行骨髓移植的上百万元。他没有进行骨髓移植，而是凭着顽强意志，战胜了疾病，度过了白血病5年、10年，一直到临床治愈，17年来创造了奇迹。

他患病后，首先想到的是与他同样患癌的病友们，经过5个多月的奔波，他利用治病的闲暇时间，跑遍辽阳市人民政府、卫生局、民政局及有关医院，注册成立了辽阳市癌症康复协会，并当选为会长。从此，他带着病友们走上了群体抗癌的道路。一起座谈讨论抗癌经验，学习气功，旅游，开展各种抗癌知识讲座，联合沈阳、鞍山等协会参加各种联谊活动，同时征得民政和社会爱心组织、个人的大力支持和帮助，为有困难的癌症患者提供各种帮助。他个人还出资，为活动提供各种服务。作为会长，他心怀病友，通过交流、慰问、家访、买药等各种方式帮助病友们解除痛苦、增强信心，帮助他们战胜病魔。

"人活着，要奉献而不是索取"一直是栾福山的做人准则。不只是患病后，患病前他也是如此，数十年如一日，他做了很多好事，帮助了很多人。

1991年2月，栾福山经全国希望工程牵线，与6名贫困儿童结成对子，资助他们到小学毕业；1992年5月，在团省委举办的辽宁省希望工程心连心晚会上，他资助了岫岩县三家镇高家小学的高海湾和高瑛两名失学儿童；1992年，栾福山帮助辽阳石油化纤公司周长义全家治病并解决生活困难，资助1万余元；1993年，他认识了家住吉林省德惠市在辽阳当兵的一位战士，因这位战士身患败血症，他多次帮着筹钱治病；1995年夏，他在辽阳市中心医院住院时认识了因硫化氢重度中毒住院的辽阳化学厂王福绵，帮他家维修房子、安装电话，为他的残疾儿子买组合音响，为他的妻子、孩子买药和日常生活用品，为王福绵买传呼机并支付话费，还帮他的小儿子找工作，10多年来，为王福绵全家资助款物达3万余元；1995年秋，栾福山认识了灯塔市五星镇黑沟台村的高威，帮他家建房、建养鸡场，使他家的生活大有好转，10年共捐助款物2万余元；1998年，辽宁省邮电学校4名女生遇到生活困难，他一次给每人300元，并与她们签订了资助协议，使她们顺利毕业；他全额资助了青岛大学董彬、河北科技师范学院刘聪聪、复旦大学张钰翰、华东理工大学富东等学杂费8万余元；家住阜新的辽宁大学外国语学院学生王岩毕业后没有找到工作，栾福山主动帮助联系，并资助2000余元帮她在北京一家电脑公司找到了工作；下岗女工姜萍，想开玻璃仪器商店，他帮助跑城建、规划、工商等部门办手续，自己还出了1000多元费用，终于使商店开张营业，使姜萍的生活有所好转，他还带领全家人帮助60余名家境困难的学生，圆了他们的大学梦。

栾福山热心公益事业，50年学雷锋矢志不渝、无怨无悔。他是辽阳市最早向希望工程捐款的人；他是辽阳市第一个向在校中专生资助的人；他是辽宁省第一个向亚运会捐款的人；北京申办第27届奥运会时，他就曾向北京奥组委捐款一个月工资228元，成为当时辽宁地区首位奥运基金捐款者；他是辽阳市第一个捐献造血干细胞的人。2012年10月15日，栾福山被辽阳市慈善总会任命为爱心义工队队长，从此他更是全身心地投入公益慈善事业中。他在助学、助残、助老、助困、助幼、助弱等方面做出了巨大贡献，得到他帮助的有数百人，其中大中小学生有600多人，有的从中学阶段一直全额资助到大学毕业。栾福山本人多年前就在许多场合及媒体面前公开承诺：他的每月全部工资、奖金及所有收入均全部用于公益事业。细细算来，他用于公益活动的钱款及物品已达30余万元。特别是他担任爱心慈善义工队队长近8年来，带领几百名义工，组织各种义工活动达300多次，累计服务时间长达12 000多小时，捐款捐物合计人民币200多万元。他组织队员向灾区捐款捐物，到医院看望受困患者，到养老院、儿童福利院等送慰问品。

栾福山身患白血病仍然奉献爱心的感人事迹受到了全社会的关注，省、市有关领导及社会各界曾多次探望、慰问并捐款，辽阳市团委还专门发文组织全市青年和学生捐款。全国各地，以及澳大利亚、新加坡等地捐款达数百万元。电视台、电台、报纸、杂志、网络等上千家媒体均给予了关注和报道，仅中央电视台就先后20多次对栾福山的事迹做过专题报道，其中央视著名主持人崔永元、周涛、康辉、水均益等都为他做过专门采访。栾福山用爱心奉献谱写了一曲不平凡的乐章，他就像冬天里的一把火，用爱心温暖着他人，为社会传递着正能量，被人们誉为"心灵导师""爱心大使"和"新时代的活雷锋"，他的事迹被载入《中外名人辞典》，"好人栾福山"的美誉受到全社会的共同赞美。

（来源：中国抗癌协会康复分会——辽阳市癌症康复协会）

马解元：

我的抗癌经历

编前按：

4年前马解元被查出了宫颈癌，当时儿子刚读大一，丈夫又已于多年前去世，家里的情况雪上加霜。与多数人不同，她不是被癌症诊断吓到了，而是担心儿子的学业和家里的经济状况，不知道以后该怎么办。但在家人的关爱和支持下，她坚强起来，完成了手术、化疗和放疗，现在的她时常养养花、种种菜、去保险公司上班，力所能及地减轻家里的经济负担。她还加入了邵阳市癌症康复协会，从中得到了很多乐趣，也学到了很多康复知识，并决心把爱心传递给身边每一个需要帮助的人。

我叫马解元，邵阳人，今年50岁了。4年前的春天，百花争艳、鸟语花香，正是万物生机勃勃的好时光，而那时的我在妇幼保健院查出了宫颈癌，意志消沉，陷入绝望。

当时儿子刚读大一，而丈夫多年前就因脑出血离世。对生活绝望过的我，不想让儿子失去母亲，也不想让亲人们因为我再受伤，因此我很努力地活着。儿子已经长大，我眼看就要熬出头了，谁想到又摊上了癌症！

我反复问医生是否搞错了，医生很肯定，并强调说如果不相信可以去中心医院再诊断一下。我二话没说直奔中心医院。第4天，我拿到了再次确诊的报告，原本有心理准备的我还是差点倒在地上。医生以为我吓着了，其实我是想到了儿子学业还没完成，家中经济又不宽裕，不知道以后该怎么办。情绪稳定后，我问医生自己还能活多久，医生看了我一阵，说："抓紧住院，治得好！"当我问到需要多少费用时，医生说因病情而定，让我先准备10万元左右。我觉得医生说治得好是骗我的，担心到时人财两空，而且如果治，我又去哪里借钱呢？

于是，我没听医生的话立即住院，而是拿着报告单，拖着沉重的双脚回到当时我开的店里，关上门，默默地躺在床上，眼泪止不住地流出来。直到有人敲门，我跟跟跄跄地去开门，发现是妹妹。妹妹看到我不对劲，问了好久，我才强装镇定地说出自己患癌症的事儿，并把报告拿给她看。妹妹看到这一切不敢相信，但还是红着眼睛准备打电话给家人。我连忙告诉她不治了，让她别告诉其他人。妹妹还是打电话通知了哥哥。不到半小时，几兄妹都来到了我家。那时我已整整一天一夜没吃东西，看起来像变了个人似的，大姐抱着我的肩膀哭了！但我笑了，我一点都不害怕，也不伤心，因为我明白了现实对我的残酷。我跟他们说："反正父母有你们，我儿子也大了，要死就死吧！"当时我认为患了癌就等于死亡。

后来经过家人们的安慰和劝说，我最终同意接受治疗。家人把我送到了长沙的湖南省肿瘤医院住院治疗，手术、化疗、放疗让我痛苦万分。只有经历过的人才明白那种辛酸，吃不下，全身无力，整个人如霜打的茄子。有很多次，我都想放弃治疗，但一次次被家人的安慰和细心的呵护重新点燃了生存下去的勇气。而这期间，儿子和兄弟姐妹的痛苦一点儿也不比我少。儿子一个人躲起来哭过好多次，特别是我手术期间，他哭得像个泪人。这些都是后来我身体好些后病友告诉我的。但在我面前，家人都表现出非常乐观的样子，一直安慰我。放化疗的费用都是兄弟姐妹们东拼西凑的。亲人的关爱和支持让我坚强起来，我必须好好活着，不能辜负家人对我的期望和爱！就像妹妹所说，如果我放弃了，爸妈就得白发人送黑发人，儿子也会失去母亲，我如何安心，又如何不痛苦？只要心里有爱，再苦总会过去的！

每个家庭的情况不同，现在的我与癌症抗争 4 年了，时常养养花、种种菜，力所能及地减轻家中的经济负担。每当这个时候，我也会提醒自己：我是一个特殊的"兵"，不能出击太猛，应适当锻炼身体。今年开始我去保险公司上班，一半为了挣钱，一半为了让自己过上正常人的生活。

在这几年里，我并不孤单。经邻居介绍，我加入了邵阳市癌症康复协会。自从加入康复协会这个大家庭，我得到了很多乐趣，也参加了很多健康交流和公益活动。很多社会爱心人士和医务人员热心帮助我们，为我们开办健康讲座，传递康复知识。我要坚强地活好每一天，也要像他们一样把爱心传递下去，去帮助身边每一个有需要的人！

（来源：中国抗癌协会康复分会——邵阳市癌症康复协会）

谢录云：

冰雪消融见彩虹

编前按：

在 2002 年的一次单位体检中，谢录云被查出了乳腺癌，突遭打击的她失魂落魄，对生活彻底失去了信心。家人的安慰呵护和精心照顾使她鼓起勇气接受了手术和令她痛苦不堪的放化疗。在康复阶段，邵阳市癌症康复协会又给了她力量、温暖和快乐，使她重获新生。患了癌症如遭遇冰雪般寒冷，但家人的关爱和康复协会的帮助融化了冰雪，让她的生命和生活如同彩虹般绚丽多彩！

岁月无情，当我蓦然回首，翻阅自己 19 个春秋的抗癌历程，癌症的磨难曾使我仿佛跌入万丈深渊，当时的沮丧、绝望、痛苦、迷茫，一时难以言表。

2002 年的年底，在一次单位体检中，我被查出了乳腺癌。这一噩耗使我失魂落魄，对生活彻底失去了信心。我上有 4 位年迈的老人需要照顾，下有一对没有成年的儿女需要抚养，实在想不通命运为什么对我这么不公平。就在我精神崩溃之时，我的丈夫给予了我无微不至的关爱，苦口婆心地开导我，说："现在国家的医疗技术这么高，怎么会治不好？哪怕倾家荡产，我都要把你的病治好！"听了丈夫这番话，我顿时鼓起了与癌魔做斗争的勇气。家人的关爱，是我好好活下去的动力。

在丈夫的陪伴下，我在中南大学湘雅医院的乳腺专科进行了积极治疗。乳腺癌根治术后，我又做了5个疗程的化疗、25次放疗、3年中医治疗及其他治疗。做化疗时，我的白细胞降低到可怕的程度，身体非常虚弱，随时都有生命危险。痛苦让我如同身处炼狱般煎熬，我感觉自己与死神擦肩而过，这个世界好像已不属于我，一切也没有了希望！此时，家人的照顾和安抚又给了我活下去的勇气。在治疗和康复期间，丈夫、儿女、妹妹对我精心照料，格外体贴。他们轮流来到病床前值班照顾我，我成了家里的重点保护对象。正是家人的安慰和精心照顾，使我鼓起勇气，终于战胜了癌魔，从痛苦中解脱出来。

在患病的第二年，我有幸加入了邵阳市癌症康复协会，在这里，我从一个茫然无知的新患者成长为一名为抗癌事业献爱心的志愿者，还被中国抗癌协会康复分会评为最佳抗癌明星。我认识了许多兄弟姐妹，我们在一起欢笑，一起分享着生活中的痛苦和快乐。我感受到了人间最美好的东西，那就是真、善、美，因此我特别感谢癌症康复协会，是这个特殊的大家庭接纳了我，给了我力量和温暖。这里没有身份地位的高低，只有团结和友善、理解和宽容。在癌症康复协会的帮助和引导下，我获得了第二次生命，一切恢复了正常。

我改正了不健康的生活习惯和行为，调整好心态，乐观生活，经常听专家、教授们的讲座，积极参加康复协会开展的各项活动，传播正能量和爱心。当万物复苏的春季来临时，我们一起踏青；当秋高气爽硕果累累时，我们一起爬山。我们每天都开开心心，跳舞、旅游、打牌、聚会，一起讨论和交流康复经验。现在的我，生活过得充实、健康、开心、快乐，日子也丰富多彩、幸福甜蜜。

事实证明，得了癌症并不可怕，癌症也并不等于死亡，只有树立抗癌的信心，才有可能战胜癌症。癌症可防、可治、可愈，康复了是不会影响生活质量的。群体抗癌、科学抗癌可以帮我们找回健康，帮我们重获新生，让生活充满阳光、幸福和希望，因此我们更加珍惜生命，努力让自己快快乐乐地过好每一天。

患了癌症如遭遇冰雪般寒冷，但家人的关爱、康复协会的帮助融化了冰雪，使我的生命和生活如同彩虹般绚丽多彩！

（来源：中国抗癌协会康复分会——邵阳市癌症康复协会）

尹宁亚：

我的心路历程

编前按：

  2014年9月，尹宁亚因便血去医院检查，被诊断为痔疮，但手术后便血症状没有减轻反而更重了。12月底，她再次就诊被确诊为肠癌Ⅲ期，且已有多处淋巴结转移，于2015年1月做了手术。手术后她才知道真实病情，一时难以接受、顾虑重重，因化疗的不良反应令她痛苦不堪，巨额的治疗费用也让她如鲠在喉，她曾想放弃治疗，但在家人的关心和劝慰下，她坚持完成了8个疗程的化疗。不幸的是，在2015年12月和2018年12月的复查中，她先后两次被发现肺转移，又做了两次手术及后续的化疗。经过这些波折，尹宁亚已平静下来，她不但总结出了经验（打针睡，起床吃，护胃最重要），还在病房里与病友们分享自己的治疗心得，让他们少走弯路。现在的她已63岁了，子孙在旁，人缘不错，生活安逸。她真心希望自己能与癌细胞长期和平相处，这样美好的日子能一直继续下去！

  我平时身体还不错，不抽烟，不喝酒，也没什么其他不良嗜好。可能我比较"霸得蛮"（湖南话，多表示对事情执着，认定了就一根筋走下去），觉得小病没有必要去医院，吃点药、扛一扛就过去了。2014年9月，我发现每次上完厕所排泄物上都有少量血，持续了几天后我觉得还是到医院检查一下为好。医生检查后诊断为痔疮，需进行手术治疗。手术很顺利，但出院后我发现便血的症状没有减轻反而加重了，这让我的心头像悬着块石头，令我坐立不安。家人劝我再去其他医院检查一下。

2014年12月底，我在中心医院被确诊为肠癌Ⅲ期，且已有7处淋巴结转移。家人怕我接受不了，对我隐瞒了真实病情。在老伴儿的陪伴下，我历尽千辛万苦终于住进了中南大学湘雅二医院，2015年1月22日刘栋才教授主刀为我做了手术。

术后当我知道自己患的是肠癌时，感觉天都要塌下来了。我想不通：我一直注重饮食，荤素均衡，也是一个善良之人，从不与他人结梁子，命运为什么要如此对我？回想确诊前曾被诊断为痔疮，感觉延误了病情（编者注：直肠癌症状与痔疮症状相似，有时会被误诊为痔疮，因此，如出现便血症状后应找专业医生就诊，做直肠指诊、肠镜等检查除外直肠癌。建议45岁以上人群做肠镜筛查）。那段日子我整日浑浑噩噩，心灰意冷，感觉全世界都无比灰暗。本来以为从外科出院后痛苦就到了尽头，没想到还要转到血液肿瘤科做化疗。化疗药物产生的不良反应让我痛不欲生，恶心、呕吐，白细胞也每况愈下，医生给我用了进口升白针。化疗令我痛苦不堪，巨额的治疗费用也让我如鲠在喉，我不想继续治疗了，觉得会"赔了夫人又折兵"。但老伴儿劝我说，身体养好了，化疗反应就会小了，在邵阳的儿子每天为我打气，于是我用最后的意志做完了8个疗程的化疗。

　　提心吊胆地过了差不多 1 年后，2015 年 12 月底复查时发现肿瘤转移到了肺部，做了肺部转移瘤切除术和 10 次化疗，我咬着牙挺了过来。经过这几次化疗，我总结出了经验：一打化疗药我就让自己进入睡眠状态，打完后醒来，等舒服点就好好吃东西。老伴儿每天都给我备些止呕的馒头，为了让我摄入更多营养，他每天都买菜到外面加工厨房自己炒菜熬汤，从不敷衍我的每一餐，还想方设法地将我的饭菜做得多种多样，自己却吃得很简单。虽然病痛的折磨从未停止，我放弃治疗的心思也从未消散，但有了家人的鼓励和医生的个体化治疗方案，让我的心态不至于糟糕到极点。我跟自己说：坚持，坚持，再坚持，就快结束了……

　　不幸的是，我在 2018 年 12 月的定期复查中又发现了肺转移灶。这一次，我心如止水地接受了这一结果，于 2019 年 1 月在长沙接受了肺部病灶切除术，随后又做了 8 个疗程的化疗。此时的我早已积累了经验——打针睡，起床吃，护胃最重要。在家人的照料下，我不但没有瘦反而胖了些，医护人员纷纷对我竖起了大拇指："阿姨，您太坚强了！"我在病房里与病友们分享自己的化疗心得，把自己摸索出的经验教给病友们，希望可以帮助病友们少走一些弯路。

　　这几年的抗癌经历让我意识到：第一，家人的鼓励和耐心照顾起着关键性的作用；第二，面对残酷的现实，应尽早接受，积极了解相关知识，当对治疗方案有一些了解时，内心的恐慌会减轻；第三，寻找一个圈子，大家相互理解，相互支持，寄托情感，有助于康复，邵阳市癌症康复协会就是这样一个大家庭，它给了我很多帮助和温暖。

　　现在的我 63 岁了，子孙在旁，人缘不错，生活还算安逸。平时逗逗孙子、孙女，看看《健康时报》，研究自己的五谷杂粮营养餐，坚持每天到城南公园锻炼，风雨无阻。我希望自己能与癌细胞长期和平相处，美好的日子一直继续下去！

（来源：中国抗癌协会康复分会——邵阳市癌症康复协会）

王舒：

感受阳光 见证奇迹

编前按：

　　王舒是晚期卵巢癌患者，9年的抗癌历程充满了酸甜苦辣。2012年她被确诊为卵巢癌ⅢC期，在最初的悲伤绝望后她开始面对现实，积极配合医生进行了手术和化疗，手术后恢复不佳，又发生了肠梗阻，生不如死的痛苦曾令她几度想要结束生命，但最终她还是振作起来，心中有了坚定的信念，那就是活着！此后癌症多次复发、家庭屡遭意外，但她都坚强地挺了过来。王舒觉得，9年来癌症虽然给了她无尽的痛苦，但也教会了她快乐而有意义地活着，教会了她感恩生活赋予她的一切。在以后的岁月里，她会继续用感恩的心回报社会，并将自己的抗癌心得分享给更多的病友们：科学抗癌，自强自信，珍惜生命的可贵，享受生活的快乐，感受阳光，见证奇迹！

　　我叫王舒，是一名卵巢癌晚期患者。回想起9年抗癌历程的酸甜苦辣，我不禁潸然泪下。

　　2012年我被确诊为卵巢癌（ⅢC期），同时腹腔大量积水、多发转移。

这个结果犹如晴天霹雳，一向阳光的我顿时陷入了极大的悲痛之中。严重的病情让我很绝望，神志恍惚半天后我才不得不去面对残酷的现实。

后来我积极配合医生进行了手术和化疗。手术后恢复不佳，我持续高烧，还合并肠梗阻。而且之后的3年里发生了15次肠梗阻，每次发病都疼痛难忍，只能下胃管，每天靠流食和各种营养液维持生命，经历了常人难以想象的痛苦。这种生不如死的日子让我痛不欲生，曾几度想结束生命。后来我终于振作起来，心里有了坚定的信念，那就是活着！

之后，经过医生的精心治疗及我自己的不懈努力，我的身体逐渐恢复。经病友介绍，我加入了沈阳市癌症康复协会，孤单的我仿佛走丢的孩子找到了家。我积极地参加协会组织的康复讲座和各项活动，学习健身功，并加入协会的编织工艺班，与姐妹们一同跟老师学习工艺品制作。多年来，我在手工艺制作方面取得了优异的成绩。我把自己掌握的手工技巧分享给其他姐妹，同时经常参加社会的公益活动，将我的作品进行义卖后用所得款项去帮助他人，在这一过程中我体会到了前所未有的满足感。

然而，正当我满怀希望开始新生活时，2016年12月，癌症又复发了，而且来势汹汹。我不得不暂停手上的公益工作，再次进行化疗。由于家庭原因，我没有家属陪伴，整个治疗过程都是自己拖着沉重的病体往返于医院和家之间。虽然病情反复使我倍受煎熬，但我没有被吓倒，我怀着坚定的信念，下定决心一定要渡过难关。在协会姐妹们的帮助和关怀下，我的身体逐渐好了起来。

就在我身体再次逐渐恢复时，一系列的突发事件不期而至——爱人生病、姐姐身染重病、92 岁的老父亲遭遇车祸。面对种种不幸，我忘记了自己重病缠身，主动承担起照顾家人的重任。我也学会了自我调节，抽空做一些自己喜欢的事儿，让自己开心起来。

由于过度劳累，在 2019 年底我感到身体不适，但因疫情突发延误了最佳治疗时机，到 2020 年 3 月我才去医院就诊。检查结果显示，肝门部位、胰头旁、腹膜后、盆腔均发现肿大的淋巴结，腹腔广泛转移，肿瘤标志物 CA125 数值达 2000 多。我的身体也极度衰弱。面对打击我再次选择了坚强，坚信自己一定能挺过去。冥冥之中仿佛有个声音在告诉我，要坚强，要坚持，要抗争，不屈服，生命不息，坚强不止。

就这样，我怀着坚定的信念，终于闯过了一关又一关，各项指标趋于稳定。虽然身体一直都很虚弱，但这个信念一直支撑着我坚强地活着，痛苦仿佛没有尽头，但只要信念在，生命就在。

又到复查了，我怀着忐忑的心情接过新的检查报告，结果提示又复发了！当时因为我身体状况不好，已无法接受化疗，但多年的抗癌历程已经教会了我勇敢和坚强，我已经能够坦然面对了。良好的心态支撑着我不断地尝试各种有益于身体恢复的锻炼。慢慢地，身体状况逐渐改善，后来又增加了口服药物治疗。用药期间，虽然身体非常难受，可我依然坚持不懈地锻炼，同时找自己喜欢的事情去做，一直到现在。现在的我气色非常好，精神头儿也越来越足，完全看不出是一个历尽无数病痛折磨、多次从鬼门关闯过来的晚期癌症患者。

9 年来癌症给了我无尽的痛苦，但也教会了我快乐而有意义地活着，教会了我感恩生活赋予我的一切。让我尤为骄傲而自豪的是，我与癌症顽强抗争的经历得到了协会领导的重视和广大会员兄弟姐妹们的高度赞许，荣获了康复协会授予的"抗癌明星"称号。在以后的岁月里，我会继续用感恩的心回报社会、家庭和关心我的亲朋好友，并将自己的抗癌心得分享给更多的病友们：科学抗癌，自强自信，珍惜生命的可贵，享受生活的快乐，感受阳光，见证奇迹！

（来源：中国抗癌协会康复分会——沈阳市癌症康复协会）

谢非：

康复路上的感悟

编前按：

　　2002 年，58 岁的谢非被确诊为肺腺癌，随后进行了手术和化疗，3 年后不幸发生骨转移，又过了 1 年，癌症转移到了颅内，当时有专家说她最多能活 2 年，但她从患癌至今已存活 20 年，生活能自理，检查结果也都很好。20 年漫长的康复路上，谢非感悟颇多：首先要不断学习、思考，提高对癌症的认识；其次要科学抗癌、合理用药，不乱投医，不过度治疗；最后就是爱的力量是无限的，来自方方面面的爱汇聚成一股强大的暖流，给了她温暖和力量，使她越来越有信心与癌症抗争。

　　我是一名普通的中学教师，2002 年秋，在 58 岁时被确诊为右下肺支气管周围型腺癌，肿瘤直径 4cm。当得知自己得了癌症时，我一下子蒙了，感觉如五雷轰顶，不知所措。那时我刚退休 2 年，上有 90 岁的老母亲，下有未成家的儿子，心里难受极了。我竭力使自己心情平静下来，因为我知道越沮丧压力越大，心想：既然疾病来之突然，那我就要处之泰然，只有正视它，才能鼓足勇气坚强应对，我决不能坐以待毙！手术切除肿瘤后，我安然无恙，这极大地增强了我抗癌的信心。随后进行了化疗，当化疗进行到第 2 个疗程时，我的白细胞降到了 600/mm³（正常值为 4000~10000/mm³），浑身骨头刺痛，人缩成一团，口腔、胃、肠都出现溃疡，连站立都无法做到。跟医生沟通并签字后，减少了化疗药物的用量，完成了剩下的疗程。3 年后的 5 月，癌症转移到我的右髋骨，于是我又接受了放疗、核医学治疗、化疗及药物护骨治疗。次年 6 月，癌症转移到颅内，转移灶超过 3cm，做了伽马刀治疗和化疗。当时有专家预言我最多还能活 2 年。但从得病至今，已 20 年了，我现在与正常人一样，生活能自理，可以参加各种活动，每年体检结果也都很好。

在这条漫长的康复路上，我感悟颇多。

首先是对癌症的认识。在与肿瘤抗争中，要不断地学习、思考。通过认真学习，我对癌症有了新的认识：癌症固然可怕，但也并不是不治之症。应从思想上摒弃"癌症是绝症"的观念，勇于面对，消除恐惧，始终要有足够的信心，无论多么艰难也不言放弃！对于癌症，我们应从战略上藐视它，但在战术上（具体病情和抗癌治疗）要重视它，同时要有打持久战的心理准备。

其次是辨证施治。一定要科学抗癌，合理用药，不乱投医，不过度治疗。在 20 年的康复路上，我认识了很多病友，也见证了很多病友的离去，其中有不少人并不是因为恐惧害怕、讳疾忌医或不够坚强，而是因为治疗不当。有人曾问我："你找的是哪些名医呀？"我回答有名医也有普通医生，关键要看医生的技术水平和责任心。为我做肺部手术的是号称"华东一把刀"的名医，为我做伽马刀的是上海华山医院伽马刀中心的主任，其他的虽不是名医，但也都是正规医院的专业医生。不管是不是名医，也不管是医生还是护士，作为患者，我们首先要相信他们、体谅他们，主动营造出良好的医患氛围，这样不仅自己心情舒畅，也有利于治病、养病。现在有很多广告宣传一些社会上的医疗机构或"名店名医"，虽然很诱人，但我都一一谢绝了，还是选择了正规医院的专业医生。医学本身不是力量，只有智慧地应用医学才会产生力量。我化疗反应比较大，当时我心里想，化疗是一把双刃剑，对正常细胞损害也很严重，我一定要保护身体最基本的免疫功能。于是我及时与医生沟通并签字后，减少了化疗药物剂量。骨转移时，我们也是考虑再三，最终采用放疗、核医学治疗等保守治疗方法。另外，因癌症尤其是晚期癌症病情复杂多变，有时也会存在误诊的情况，比如当我因髋骨疼痛睡不着觉时，最开始被诊断为腰椎病变，拔火罐、针灸、风湿膏治疗了半个多月不见效，后来做了 ECT 检查才确诊为肺癌骨转移。癌症治疗效果因人而异，因病而异，取决于医务工作者和患者共同的智慧。

最后是爱的力量是无限的，是抗癌的强大动力，也是我新的生命源泉，这是我康复路上的感悟之三。在漫长的与癌症抗争的日子里，无论黑夜与白昼，无论医院里、家里还是社会场景中，我时时处处感受着爱：有来自家人的爱，我第 1 次住院 58 天，爱人和儿子轮班昼夜陪伴我、照顾我、安慰我，女儿也一心牵挂着我；化疗时，我吃不下，爱人一直鼓励我，不停地喂我吃饭，全家人齐心协力共渡难关；有来自医务人员的爱，他们不仅用精湛的医术为我治病，还为我排忧解难，给我心理上的支持；还有社会大家庭的爱，来自退休教师协会、俱乐部、原工作单位的学生、朋友、同事在我住院期间，不间断地来我家，替我照顾老母亲，帮着做饭、打扫、洗衣；教会姐妹定期到医院或我家里为我祈祷、祝福；在抗癌协会，我与病友一起听讲座，交流心得，探讨经验，互相学习，互相鼓励；在老年大学和各种社团活动中，我唱歌、跳舞、打拳、旅游，参加丰富多彩的活动，大家的关爱使我心情舒畅、精神愉悦。再加上现在国家医保政策大为改善，现代医学技术高度发达，使我能够无忧无虑地专心养病。所有这些来自方方面面的爱，汇聚成一股强大的暖流，给了我温暖和力量，使我越来越有信心与疾病抗争。我觉得生命不仅仅是自己的，还是家人的，是大家的。我没有权力倒下，我要在爱的支持下顽强地好好地活着，让饱受折磨和摧残的生命重获新生！

（来源：中国抗癌协会康复分会——湖州市癌症康复协会）

胡春红：

希望的色彩

编前按：

　　2006 年，当胡春红知道自己患了胃癌时，脑海中一片空白，冷静下来后她开始坚强面对，做了手术、化疗，化疗还没结束就去上班了。化疗期间她认识了很多病友，大家自发地一起交流病情，互相鼓励、互相帮助，这让她感觉到病友之间力量是可以传递的。身体恢复后，她带着病友参加各地举办的抗癌活动，切身感受到了群体抗癌的力量。因此她们也想成立一个抗癌组织，于是在济宁市很多机构的支持和病友们的认真筹备下，2017 年济宁福缘癌症康复指导中心成立了，胡春红担任中心的会长。中心的病友们得到很多社会关爱，也尽己所能地回报社会。现在，在济宁福缘癌症康复指导中心这个大家庭里，她们每天都是充实快乐的，身上好像有使不完的劲儿，相互鼓励，相互帮助，重拾信心，不但身体逐渐康复，还能学习一技之长。大家可以跟患癌之前一样拥抱希望，且希望一样丰富多彩！

　　2006 年的一天，当我看到诊断书上"胃癌"两字时，脑海中顿时一片空白，一时不知道该怎么办。冷静下来后我选择了坚强面对，并

在家人的陪伴下住院做了胃癌切除术，胃被切除了 1/3。术后因为难忍化疗的折磨，我曾经一度想要放弃，这时母亲的一句话点醒了我——你放弃了，孩子怎么办？当时我感觉好像化疗的痛苦都不存在了，心中只有一股劲儿：我一定要好起来，孩子不能没有我！那是我第一次觉得精神的力量原来这么强大。化疗还没结束，我就去上班了，周围的人根本看不出我是一名癌症患者。

在医院化疗期间，我结识了很多病友，我们在一起交流病情、互相鼓励、互相帮助。当有病友对治疗失去信心时，我和其他病友就会去劝导，鼓励其勇敢面对；当有病友因为经济困难想要放弃治疗时，我和病友们尽我们所能为其捐款；当有病友因为化疗的折磨失去继续治疗的勇气时，我和病友们就轮流陪在病床边，为其加油打气……从那时起，我就感觉到，原来病友之间的力量是可以传递的。

身体恢复后，我带着大家一起参加各地举办的抗癌活动，通过与更多病友的交流，我们感到有一股更强大的力量支持着我们，我们不是孤独的，还有很多和我们一样的人在与命运不屈不挠地战斗着。有一次回程的路上，病友们同声向我提议："胡姐，咱们也成立一个抗癌群体吧！把与我们一样同病相怜的姐妹们组织到一起，抱团取暖，共同加油打气！"

于是，在济宁市很多机构的支持和病友们的认真筹备下，2017 年济宁福缘癌症康复指导中心成立了，我担任中心的会长。我们召集更多与我们一样的姐妹来到这个大家庭，经过不断发展壮大，目前已有会员 400 余人。我们尽力争取机会为大家提供更多的医疗资源、前沿的医疗技术，积极为家庭困难的会员争取善款进行救助，比如今年新春佳节来临之际，我们轮流到困难会员家中走访慰问，送上米、面、油和慰问金，让大家能够切身感受到这个大家庭的温暖，鼓起战胜病魔的勇气和信心。我们经常组织各种活动，如"医患一家亲，携手迎新春"联谊会、"健康进家庭，幸福融万家，合理膳食，肿瘤的营养与预防"的知识讲座、"七一党庆同聚，共话发展未来"座谈会、全国肿瘤防治宣传周、"春回大地暖，情系半边天"粉红丝带筑梦空间三八节活动……2021 年 5 月，粉红创业工坊手绘培训活动（济宁站）启动，中心有 30 多名会员报名参加，每天都按时来到课堂，融入集体，静心学习手绘。

从一个小小的爱心微信群，发展到一个获得政府批准支持的非营利慈善组织，除了会员们的口口相传，更重要的是因为有社会各界爱心人士的一路支持。在我们的队伍里，有当地众多知名肿瘤医生和护理专家，他们为福缘康复中心免费提供办公场地，为病友竭力争取免费查体和减免医药费。每天都有专家去福缘康复中心为病友诊断病情，提供服务和心理疏导。同时，中心还积极为经济困难的会员争取善款。2018 年 3 月，由腾讯公益、中国扶贫基金会资助支持，河北进德公益基金会、中国新加坡商会山东分会共同发起的"人人公益——让她们活得更有尊严"乳腺癌预防救助项目启动仪式举行，中心的 3 名会员得到了青岛和平医院 6 万元中药免费救助，目前 3 人病情稳定，顺利康复。

在 2017 年年底举行的"2017 齐鲁抗癌明星暨抗癌组织评选颁奖典礼"上，中心荣获 2017 "齐鲁新锐抗癌组织"，被多家主流新闻媒体争相报道。2018 年 9 月 26 日，我有幸在第 2 届尼山世界文明论坛上发表演讲，代表姐妹们喊出内心最想表达的声音。

在得到社会关爱的同时，我们也尽己所能回报社会。2018 年年初，中心联合济宁市委办公室、济宁市第一人民医院北院区，在泗水石佛村举办了"爱心助学捐赠活动"。虽然有些姐妹自己生活本就艰难，但她们不顾天气严寒，积极奉献爱心，无偿为孩子们送上"福缘"的关爱，让孩子们感受到社会的温暖，帮助孩子们健康茁壮成长。2020 年 8 月，正值济宁市创建全国文明城市关键时期，济宁福缘癌症康复指导中心组建了一支"文明交通志愿服务队"，配合交管部门在市区开展文明交通劝导志愿服务活动，这一活动历时 14 天，全体志愿者战高温，顶烈日，助力济宁市创建全国文明城市冲刺攻坚战。

现在，在济宁福缘癌症康复指导中心这个大家庭里，我们每天都是充实快乐的，身上好像有着使不完的劲儿，相互鼓励，相互帮助，重拾信心，不但身体逐渐康复，还能学习一技之长，成就个人的身心成长。大家可以跟患癌之前一样拥抱希望，且希望一样丰富多彩！

（来源：中国抗癌协会康复分会——济宁福缘癌症康复指导中心）

孙苓：

我可以……

编前按：

　　1997 年，34 岁的孙苓遭遇乳腺癌，2000 年前后第一次复发，经治疗后她逐渐康复，重返工作岗位。2007 年复查时发现胸膜和骨转移，于是她开始了反复而波折的痛苦历程——治疗、肿瘤耐药、病情进展、改变治疗方案，一次又一次，但每次她都坚强地扛了过来。如今，她已与癌症抗争了 24 年，在向第 25 年进军时，她又给自己定下了新的目标——要坚持着，等着看到儿子结婚，这一次，她还是觉得"我可以……"

　　我叫孙苓，是济宁交运集团企业幼儿园的一名教师。如果没有在 34 岁遭遇乳腺癌，我的人生肯定会是另外一番光景：能拥有可以称得上的"事业"，还能更好地照顾儿子，乐享一个主妇的静好岁月。但已经发生的不可改变，从 1997 年开始，24 年时间里我经历了 1 次手术、30 多次化疗、7 次介入手术、11 次内分泌治疗，还曾入组临床试验。

2007年癌症转移到胸膜和骨,之后我又扛过了14年,连医生都感叹"不可思议"。

哺乳后我左乳一直有个肿物,我以为是"纤维瘤", 1997 年时因这个"纤维瘤"慢慢长大我去医院做了手术。没想到半年后这个所谓的"纤维瘤"短时间内疯长,再去检查时被诊断为乳腺癌。那一年,我 34 岁,孩子上小学三年级。

我接受了乳腺癌左乳切除术和淋巴结清扫术,之后又做了 6 个疗程的化疗和 5 年内分泌治疗。2000 年前后,我感觉后背疼得厉害,去医院检查后,确诊为乳腺癌复发,又做了 6 个疗程的化疗。

乳腺癌把我的一切都打乱了,也改变了一家人的生活。我不得已停了幼儿园的工作,老老实实养病。还在上小学的儿子,仿佛一夜之间长大了。那时候儿子特别听话,每次控制不住自己跟我吵嘴时,都会一秒反应过来跟我道歉:"妈妈我错了,你不要生气,不要生气!"虽然他没有说,但是我知道他是害怕。在那之后,懂事的儿子保持了勤勉努力、"要让妈妈放心"的好习惯,后来他考上了北京的大学,又读了研究生,毕业后在北京找到了不错的工作。

病情慢慢稳定后,我回到单位上班,从幼儿园老师转到统计岗位。2007 年,即确诊后的第 10 年,癌症复发了!那是春节前后,也是背部剧痛,开始是每半个月疼一次,后来天天疼,疼得我直掉眼泪。这一次我直接去了北京大学肿瘤医院,检查结果是我最不想面对的——癌症复发了,且已转移到胸膜和骨,胸腔里还有不少积水。肿瘤专家给我制订了治疗方案:化疗 + 内分泌治疗(来曲唑)。我拿着这个方案回到济宁做了 6 个疗程的化疗。2013 年,我又出现了肺、肝等多处转移，而且胸腔积液很多，有一次抽出了约 1.5kg 胸腔积液。因此医生又调整了治疗方案，改为服用依西美坦和希罗达，服用 2 年后再次耐药。2016 年，几乎走投无路的我再次去了北京，中国医学科学院肿瘤医院的徐兵河主任建议我入组临床试验试用新药。其实前几年也有入组机会，只是当时我对临床试验还不太了解，以为是当"小白鼠"，就放弃了。这一次已经没有别的路了，于是我经过全面检查，开始入组治疗。虽然用药后其他地方的癌灶得到了控制，但肝转移灶却从 2cm 迅速增大到 9cm 多。2017 年 7 月，我不得不退出了临床试验。徐主任建议我去做介入治疗以控制肝转移灶，于是我再次入院做了 7 次介入治疗。之前曾有医生向我推荐过内分泌药物氟维司群，但那时这种药还没进医保，到 2018 年氟维司群被纳入医保，我终于用上了，它也确实帮我又扛了一段时间。2019 年我去北京复查时发现再次耐药，病情进展，这一次我以为自己真的走到了尽头。但是这次北京之行也给了我新的希望，专家建议我改用"依托泊苷＋阿帕替尼"方案，虽然一个月要花费 7000 多元，而我每个月只有 2000 元退休金，但我还是坚持服用了这两种药。那年春节大概是我最绝望的时候，药物副作用特别大，血压高、头疼、发高烧，我甚至怀疑是不是脑转移了。在北京工作的儿子回来了，而我难受得连饺子都不想做也不想吃。但扛过了最初的艰难阶段后，我终于迎来了曙光——复查时发现乳腺癌的肿瘤标志物迅速降低，多处转移灶都得到了控制。

当我又去北京大学肿瘤医院看病时，一位著名的肿瘤专家感叹我生命力顽强，说我看起来不像个患者。确实如此，乳腺癌多发转移后我又走过了 14 年，看着我常带笑意的脸、听着我乐呵呵的声音，谁能看出我是个晚期乳腺癌患者呢。

"久病成医"，生病多年，我也成了半个"乳腺癌专家"，我关注了很多微信公众号和网站，每当有什么新的医学成果和专家动向，我都会及时关注。因为"专业"，再加上性格开朗乐观，在很多乳腺癌病友圈里，大家都喜欢和我交流。可能确实坚持的年头比较久了，微信上认识了很多病友，常常与大家交流，帮助大家疏解心情，我也喜欢和这些病友在一起的感觉。2017 年，我与单位同事、同为癌症患者的胡春红一起在济宁当地组建了福缘癌症康复指导中心。在中心，我常和大家一起做公益、参加文艺演出或是去各地旅游。近几年我先后去了内蒙古的草原、广西的长寿村、越南等地，虽然吃着药、打着针，也不知道明天会如何，但"世界那么大"，生病了"也得去看看"！2019 年，我被评为济宁"首届抗癌明星"，还当选为全国性乳腺癌公益组织"粉红丝带"乳腺癌关爱中心济宁地区副领袖。

有时候我也会想，如果不是在 34 岁得了这场大病，我的人生会怎样？但是转念间我就开始劝自己：不要抱怨，活好当下！命运不是放弃而是努力奋斗，人生总有些坎坷需要跨越，总有些责任需要担当；不断跌倒才有不断的顽强，遭遇不断的风雨才有不断的历练与获得；做生命的强者，我一定要成功！

现在的我依旧如多年前一样笑声爽朗，不治病的日子里我做公益、出去旅游、登台吹奏葫芦丝，享受着自己"争取"来的每一天。与癌症抗争了 24 年是多么的艰难和不容易，每次复发，我都跟自己说：这

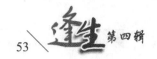

次也肯定能扛过去！我扛过了一次又一次，扛到让一起抗癌的姐妹们心生敬佩。在向第 25 年进军时，我给自己定下了新的目标——要坚持着，等着看到儿子结婚，这一次，我还是觉得"我可以……"

（来源：中国抗癌协会康复分会——济宁福缘癌症康复指导中心）

丁丽华：

做一个心中有光的人

编前按：

　　52 岁的丁丽华是宫颈癌患者，迄今已抗癌 9 年了。2012 年被确诊为癌症时，她还沉浸在失去两位亲人的悲痛中，患癌的噩耗更让她万念俱灰，经过家人的轮番劝说，她坚定地走上了抗癌之路。经过两年的治疗和休养，她的身体逐渐恢复。2014 年加入癌症康复组织后，她打开了心结，积极参加癌症康复组织的各种活动及社区的文体活动。后来在云南省抗癌协会康复会，丁丽华又找到了新的舞台——"生命之光"合唱团和舞蹈队。看到康复会的志愿者们每天不辞辛苦、无怨无悔地为病友们无偿服务，她也暗下决心要尽快加入志愿者队伍之中，尽己所能帮助病友。她希望大家都能做一个心中有光的人，既能温暖到身处困境中的人，也能照亮自己的人生！

　　我叫丁丽华，今年 52 岁，已经抗癌整整 9 年了，这些刻骨铭心的日子，印在脑海，刻在心里，永远不会忘记。

　　2010 年，我的家庭发生巨大变故，大哥脑出血一直昏迷不醒，父亲因此悲伤过度撒手人寰，更不幸的是，两天后大哥也去世了。家庭的顶梁柱两天内相继离世，这种沉重的打击，让我和姐姐悲痛不已，又不敢在母亲面前表露出来。

在两位亲人去世后的两年里，我每天都在悲伤和忧愁中度过，始终难以从亲人离去的痛苦中走出来。殊不知，一场更大的灾难正向我袭来。2012年3月中旬，我感到身体不适，在云南省中医医院检查后被诊断为宫颈癌。我难以相信：我怎么了？怎么就得了癌症了？抱着怀疑的态度，我又前往昆明几家医院检查，但诊断结果都是一样的，我当时万念俱灰。医生建议我尽快做手术。因担心影响女儿高考，也怕母亲再次受到打击，我患癌症的事儿瞒着女儿和母亲。原本想等女儿高考结束再去住院，但遭到了全家人的反对。经过家人轮番劝说，我脑海里最终只有一个念头：我不能死，不能倒下！女儿还没有高考，还没有成家，我要陪着她高考，看着她成家立业！母亲也还需要我，这个家还需要我。就这样，我坚定地走上了抗癌之路。

2012年4月25日是我做手术的日子，丈夫家5兄妹和侄儿侄女全部到齐了，其他亲戚朋友也从各地赶来。在手术床上等待时，我心里还一直默念着："我不能倒下，一定要挺住，一定要好好活着，我还有许多的事没有做，我一定要闯过这个生死关头"。手术从早上8点做到下午2点左右，历经6个小时。住院期间，兄弟姐妹分工来照顾我，每天给我送营养餐，那种亲情的温暖和关爱是无法用语言来表达的。在亲人们的鼓励下，我告诉自己，一定要积极配合医生治疗，早日战胜癌症。

从住院治疗到回家静养，经过两年时间，我的身体慢慢康复了。

2014年我有幸加入了癌症康复组织。在这个大家庭，我打开了心结，积极参加各种活动，跟大家一起抱团取暖，集体抗癌，共同康复。除此之外，我还积极参加了社区的庆祝活动，并邀约癌友前去帮唱，我们的帮唱也得到了社区的称赞。几个爱唱歌的病友索性组建了一个唱友队，由我和一名老队员带队，抛开各种思想包袱，不把自己当作患者，一心只想为社区的文化建设添砖加瓦。除了合唱，我们开始排练舞蹈，没钱请老师教，我们就照着视频一遍又一遍地练习，我们的认真和付出得到了社区的认可和肯定，我们也成了社区的一支文艺团队。同时，我们还积极参与社区各种文化和公益活动，争当昆明市创文创卫志愿者，用我们的实际行动为社区居民宣传消防知识，作为癌症患者，我们没有对生活失去信心，积极参加社会活动，回归到社会中，以自己的方式回报社会对我们的关爱，快乐地享受着生活的五彩缤纷。2018年8月，我们参加了云南省首届炫策杯夕阳达人秀百团大赛，我们跳的舞蹈《云在飞》，荣获优秀奖；2019年，在万科十年耕"云"生活艺术节上，我们的舞蹈《美丽中国》也从初赛进入决赛，最后获得了"才艺风采荣誉证书"；2020年元旦，我们受昆明仁华医养结合养老机构的邀请去参加爱心公益演出，收获了全体医护人员和老人家属给予的热烈掌声。

2012年患病后的9年，最初的2年进行治疗和休养，其余7年我一直在积极参加各种癌症康复组织及社区的文体活动。加入云南省抗癌协会康复会后，我找到了新的舞台——"生命之光"合唱团和舞蹈队。看到很多志愿者每天不辞辛苦、无怨无悔地为病友们无偿服务，我也暗下决心要尽快加入志愿者队伍，尽己所能帮助病友。

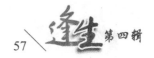

　　亲人的离去及自己患癌曾让我感到无比的痛苦，是坚定的信念和爱的力量将挣扎在死亡边缘的我拉了回来，正是在爱的浇灌下我才没有丧失生活的勇气，现在的我变得坚强、乐观，感恩爱我、关心我的家人、朋友和医务人员。对于癌症，就把它当作一种慢性病来管理，调整好自己的心态，积极治疗，定期复查，按时服药，自强自立，用乐观的心态打败它。这些经历也让我对生命有了更深的认识：人的一生短暂而匆忙，每个人都应当好好珍惜，不仅要珍惜稍纵即逝的一生，也要珍惜一路同行的亲朋好友。我们所走的每一步，遇到的每个环境，碰到的每一个人，都是构成我们精彩人生的元素，因此无论我们遭遇怎样的困境，都要怀着一颗感恩的心好好活着！

　　愿我们都能做一个心中有光的人，既能温暖到身处困境中的人，也能照亮自己的人生！

（来源：中国抗癌协会康复分会——云南省抗癌协会康复会）

何晓敏：
生命的感悟

编前按：

何晓敏的家庭很特殊，姐姐、哥哥、母亲都曾是癌症患者，她2013年患了卵巢癌，2019年又被确诊为乳腺癌。因为她没有进行过体检，发现卵巢癌时，肿瘤已达14cm，经历了手术、令人痛苦不堪的化疗和化疗期间父亲离世的伤悲，在家人细心的照顾和陪伴下，她的病情逐渐好转。当乳腺癌确诊时，因为有母亲抗癌成功的榜样，丈夫、女儿的陪伴和鼓励，以及前一次卵巢癌治疗的经历，何晓敏很淡定地完成了乳腺癌治疗。现在的她知道了定期体检的重要性，在科普宣传中说得最多的就是"早发现、早诊断、早治疗"，对生命的意义也有了更深的感悟。

我叫何晓敏（化名），2013年3月27日我到当地医院做检查，B超提示我的腹部有个14cm大的肿瘤，医生建议我尽快到大医院进行手术切除。当天，我就赶到云南省肿瘤医院，经过完善一系列的相关检查，最终结果是我患了卵巢癌。

这么多年以来我一直都没有进行过健康体检，加之繁忙的工作和家庭的压力，使我无暇关注自己的身体状况，连自己生病了也不知道。得知患癌后，我没有像大多数人那样恐惧、无助，而是不慌不忙，甚至还有点高兴，心想：我终于不用上班了，终于可以在医院躺下休息了！只是我也不敢将此事告诉年迈的父母，因为在当时父亲已97岁，母亲也已92岁，对于年过九旬的父母来说，这一消息无疑是晴天霹雳。

说到我的抗癌史，就不得不提到我的家人，可以说，这是一部真正的家庭抗癌史。1998年，我唯一的姐姐因为肝癌去世；2003年，我的三哥因为胰腺癌去世；我母亲68岁时患了直肠癌，8年后又患了乳腺癌，幸运的是，在父亲体贴入微的照顾和我的陪伴下，母亲战胜了癌症，现已90多岁。两位老人已经经历了两次白发人送黑发人的不幸，这一次，我不能再让他们担心。

就这样，在父母不知情的情况下，我的治疗开始了。手术还算顺利，切除了子宫、双侧附件、大网膜，还做了淋巴结清扫。因为有腹腔积液，没办法进行放疗，化疗方案的制订也几经波折，在上海的专家远程会诊之后才最终确定下来。化疗的可怕以前我是从电视、电影中看到的，但这一次真真切切地发生在了我的身上。用药第15天，我的头发开始大把大把地脱落，白细胞数值骤降，体重也直线下降，我虚弱得走路都直不起腰。令我至今难忘的是，第3周期化疗时，我患了急性腹膜炎，出现了高热惊厥和昏迷，医生护士用各种办法给我治疗和护理，丈夫也无微不至地照顾我，整整27天，我都在医院里度过。祸不单行，在我住院化疗期间，父亲与世长辞。得知父亲离世的消息，我感到天都塌下来了，哭得撕心裂肺。我想去见父亲最后一面，但是最终没能第一时间赶到，这成了我最大的遗憾。

在我最伤心难过的时候，丈夫极力劝说："你不要太伤心，要像妈妈一样坚强地活着。"从入院开始，丈夫和女儿请了一个多月的假全程陪护。我生病期间，丈夫白天忙里忙外挑起了这个家，晚上就在我的病床旁边打个地铺苦苦坚守。经过家人的细心照顾和陪护，我的病情逐渐好转。

然而，不幸再一次降临到我身上，2019 年我又患了左侧乳腺癌。因为有母亲抗癌成功做榜样，有丈夫和女儿的陪伴和鼓励，也因为有了自己前一次的抗癌经历，我平静地接受了这个结果，并很快就完成了乳腺癌的治疗。

后来，我加入了癌症康复组织，积极参加协会组织的科普宣传活动和公益活动，还在这个大家庭里学唱歌、学吹葫芦丝、锻炼身体。2016 年，我们代表云南省抗癌协会到北京参加了老年春晚的演出。

医生可以为我提供治疗方案和技术，家人和朋友可以在生活上和精神上给予我支持，但树立良好心态还是要靠自己！我在参加科普宣传的时候说得最多的就是"早发现、早诊断、早治疗"，希望大家都能重视定期体检，保持良好心态。

人生真的很奇妙，快乐的时候仿佛呼吸的空气都是甜的，树叶会笑，花草会闹。当厄运降临的时候，脚下的土地仿佛都长满了倒刺，那刺在你落下脚步的时候深深扎进你的皮肉里，你踩得越稳，刺扎得越深，然后在你抬起脚的时候它还会血肉相连地扯痛你的身体。但是，即便再痛，我们仍然要往前走，永不停歇，因为这才是生命的意义。

（来源：中国抗癌协会康复分会——云南省抗癌协会康复会）

吕丽克：

人生就是一场修行

编前按：

　　2011年，吕丽克刚刚退休，还没有享受闲适快乐的生活，就遭到了突如其来的打击——她患了乳腺癌且已有淋巴结转移，手术、化疗、放疗，她忍受着常人无法想象的煎熬，而治疗结束后离开医生、离开医院，她又陷入了深深的无助和迷茫，加入合唱团是她为打破自我封闭走出家门所做的努力，而加入癌症康复协会、融入这个健康向上的大家庭，则让她感觉无比温暖和欣慰，彻底摆脱了孤单抗癌的苦恼与无助。10年抗癌路，她康复自己的同时，不忘回馈社会，常怀一颗感恩的心，在人生的修行里，无所畏惧，砥砺前行。

　　我是一个热衷旅行的人，曾四处游历大好河山，国内三亚的天涯海角、漠河的北极村、西藏的布达拉宫、台湾的日月潭、香港的维多利亚港、澳门的大三巴牌坊和葡京酒店，国外新加坡的狮身鱼尾像、马来西亚的马六甲海峡、俄罗斯的海参崴 C-56 潜艇博物馆、泰国的东芭乐园、日本的富士山、韩国的青瓦台……都曾留下我的身影。

人生是一场修行，也是一场旅行，坎坎坷坷、走走停停，善待自己、关心别人，热爱生活、心存感恩。做最好的自己，不愧对人生。快乐是修心，苦难是修行，其余的顺其自然，交给天意。心中若有桃花源，何处不是水云间？

然而，人生不尽是阳春白雪，还有暴雨雷电随时相伴。再美好的生活也会有惆怅，再潇洒的人生也会有失望。一场大病的到来终止了我的美好生活。2011年我刚刚退休，还没来得及享受闲适快乐的生活，就在体检时被查出乳腺癌且已有淋巴结转移，突如其来的打击让我晕头转向，感觉好似天塌下来一般，恐惧焦虑、绝望无助的情绪笼罩着我，深感命运不公、造化弄人。以前总觉得癌症离我非常遥远，没想到转眼间它就这样来到我身边。既然已经来了，再怎样悲伤绝望，也无法回避，只能去经受、去承担。

手术切除了女人引以为傲的美好，化疗使满头秀发统统脱落，放疗又把皮肤烤焦。治疗的痛苦和无奈是常人无法想象的熬煎，其中的滋味无以言表。得病固然令人痛苦，但一场磨难就是一场洗礼，一次生病就是一次警醒。

痛苦而漫长的治疗结束后，离开医生，离开医院，我又陷入深深的无助和迷茫。出院不等于大功告成，后续的康复治疗也很重要。积极主动挖掘自身的抗癌潜能，激发免疫自愈能力，配合中药调理，习练健身抗癌功，从而实现早日康复，这是艰难而漫长的过程。经过一段时间的调养，我的各方面功能逐渐好转。

在头发还没有长出来的时候，我就参加了合唱团，陌生的团员们向我这个女光头投来异样的目光，我就主动介绍自己是癌症患者，因为化疗掉光了头发，为了摆脱痛苦不堪的情绪出来寻找快乐。团员们为我的勇敢和坚强报以热烈的掌声，有的团员更是感动得红了眼圈，大家纷纷竖起拇指为我点赞，我也为自己打破自我封闭走出家门而自豪！妈妈年事已高，为了不让她老人家担心，每次去看望她，我都用围巾把光头包上，妈妈看见了就问，天这么热为什么要戴围巾啊？你是做人工流产怕风吗？我含泪微笑回答道：是的。80多岁的妈妈有些糊涂了，已经退休的我怎能再做人工流产？！在同学的陪伴下，我还上了老年大学，学习国学、素描、剪纸、书法等多门课程，虽然学得不精，但每天过得很充实，这让我忘记了苦恼和病痛。

2013年我加入了癌症康复协会，融入这个健康向上的大家庭，感觉无比温暖和欣慰。大家互相关心、互相帮助、互相鼓励，使我的心灵得到洗礼，精神得以升华，彻底摆脱了孤单抗癌的苦恼与无助。协会经常邀请肿瘤专家为广大会员普及防病抗癌知识，除了化疗、放疗，还有营养干预、心理疏导、适当锻炼等措施，使会员少走弯路或不走弯路。还邀请癌龄较长的"抗癌明星"，我们称之为"过来人"，分享抗癌经验，以鼓励新会员如何摆脱厄运。他们乐观向上的精神深深鼓舞着我们这些"后来人"，使我们坚定了抗癌的信心和决心。

通过几年的康复和习练健身功，配合中医中药调理，我的健康状况逐渐好转。在病情基本稳定、各项指标趋于正常时，我很荣幸地成了一名康复协会志愿者，主要负责新患者入会的工作。感受到他们焦虑的心情，看着他们无助的眼神，我用亲身经历鼓舞他们。看到新患者通过我们的疏导，从愁眉苦脸、无助无望到心情开朗、信心满满，我感觉很有成就感。康复协会领导还经常组织志愿者到医院病房，看望治疗中的兄弟姐妹，用我们健康向上的精神风貌感染、鼓励他们放下思想包袱，克服恐惧心理。

此外，一有机会我就积极参加社会活动，如捐款、救助孤寡老人贫困户、力所能及地帮助残疾人、到偏远地区给小学生送去学习生活用品、保护松花江在江边捡拾垃圾、维护交通秩序等多项社会活动，主动承担社会责任。

10年抗癌路，我在康复自己的同时，不忘回馈社会，常怀一颗感恩的心。感谢癌症康复协会，让我的生活充满阳光；感谢医生救命之恩，感谢家人辛苦付出。今后的日子里，我将更加珍惜与死神抗争来之不易的生命，在人生的修行里，无所畏惧，砥砺前行。

（来源：中国抗癌协会康复分会——吉林市癌症康复协会）

方玉琴：

希望能看见明天的太阳

编前按：

　　69岁的方玉琴经常感叹，怎么也没想到自己能活到今天。因为29年前她患了恶性度很高的胃低分化腺癌，当时医生预言她的生存期只有6～9个月。患病之初，她总是计算自己剩余的日子，反复思考着同一个问题："我还能看见明天的太阳吗？"在这样的心态与病痛折磨下，她几近崩溃。后来她转变心态，历经大小5次手术、3年化疗，奇迹般地活了下来。她劝慰病友时说：我们只有过好一个又一个的"今天"，才会有更多更好的"明天"。相信她一定还能看见明天灿烂的太阳！

　　我叫方玉琴，今年69岁了，怎么也没想到自己能活到今天！

　　1992年的3月，还是谈癌色变的年代，我被浙江省肿瘤医院判了"有期徒刑"——胃低分化腺癌，恶性度高，术后生存期只有6～9个月，我整个人都蒙了。手术切除了85%的胃，而生存期很短则像一把利剑一直悬在我的头上。术后我元气大伤，加上化疗的不良反应，体重一天比一天轻，精气神一天比一天少，我再也不是那个原来的我了。看到一些与我同病种的病友先后在医生的"预言"中告别了人世，我仿佛看见死神在远处向我招手。术后3个多月时，我觉得日子过一天少一天，属于我的明天不多了，几乎每个晚上睡觉前我都会为自己计算剩下的日子，反复思考着同一个问题——我还能看见明天的太阳吗？

在病痛和精神的双重折磨下，我快要崩溃了！上天无路，入地无门，就连想解脱也没有办法……我想，既然走不了，就得活下去！在观念改变后，我想的和做的都开始逐渐改变。"我要活下去，一定要想办法活下去！"这个念头让我充满了求生欲望，甚至让我在面对化疗时都丝毫没有皱眉。

就在我重新燃起生命之火的时候，腹内另一个肿瘤快速长大，而当时我身体的各项指标根本不适合再进行手术，但我没有选择，还是进行了手术治疗。术后第3天，手术处血管破裂大出血，我与死神擦肩而过。患癌后，我前前后后做了5次手术，间断地进行了3年的化疗。度过了那段炼狱般的日子后，我奇迹般地活了下来。如果不是亲身经历，我怎么也想不到人竟然有如此顽强的生命力。

在我漫长的治疗过程中，我的亲人、朋友对我的关心和爱护让我真切地体会到了人间自有真情在。我想，能活下来实属不易，我要让自己残留的半条命变得更有意义，要做个对社会有用的人。2006年，我偶然得知建德市有一个癌症康复协会，是由癌症患者和热心抗癌事业、具有奉献精神的非癌症患者自愿加入的社会组织。遂由老乡介绍加入了协会，我感觉自己有了依靠，有了一种找到组织的感觉。有了这个平台，我的生活就更充实了，协会经常组织病友相互交流康复方法。

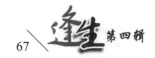
我的抗癌经验对病友帮助很大，他们从我身上看到了坚持、信心与希望。我经常去看望、安抚新病友，用亲身经历告诉病友们：与癌魔抗争要有耐心、有决心，思想上要做好长期"抗战"的准备。

有个病友才28岁，胃癌手术后情绪十分低落，整整10天没说一句话。他的主治医生来找我，让我去和他聊聊天。我第一次去看望他时，坐在他床前，他看了我一眼，什么话也没说。我做了自我介绍后他也什么都没说，陪着他沉默了好久。过了几天我又去看他，和他说起了我的经历。听到我咬紧牙关挺过来的经历，他半闭着的眼睛睁开了，问我是怎么熬过来的。我告诉他：我们虽然身体垮了，但我们的精神不能垮；我们的眼前哪怕只有一丝光亮，也得咬紧牙关、拼命地往前爬。只有不断向前我们才会有希望；我们只有过好一个又一个的"今天"，才会有更多更好的"明天"。

2007年12月，浙江省红十字会、浙江省慈善联合总会、浙江省抗癌协会举行了"浙江省第四届抗癌明星表彰大会"，我也是抗癌明星中的一员。在我看来我只是做了一点微不足道的工作，而这份莫大的荣誉却给予了我极大的肯定。2013年我参加了葫芦丝培训，还组建了葫芦丝乐队，经常配合学校、社区的各种活动，带领着朋友们积极参加各类社会活动，去养老院看望老人，为他们带去悠扬的葫芦丝乐曲表演，让欢乐在老人们的笑脸上绽放，还多次参加建德市纳凉大舞台的演出，获得了观众们的热烈掌声。

29年的抗癌经历使我积累了丰富的经验，其中最重要的一点是心态。首先，要去除自己的恐惧心理；其次，在配合医生积极治疗的同时，还要尊重科学，不迷信，不唯心，不能病急乱投医；在日常生活中，放松心情，遇到不顺心的事，想开一点，千万不能钻牛角尖。遇事情时看淡一点，大家相处时随和一点，利益得失时宁可吃亏一点，与人相交时少计较一点，有了不顺心的事时糊涂一点。

（来源：中国抗癌协会康复分会——杭州市癌症康复协会）

季明珞:

帮助肿瘤患者康复是我最大的快乐

编前按:

季明珞癌龄 23 年了,她罹患双癌,1998 年患了左肾盂癌,2000 年又被确诊为膀胱癌。她是癌症患者,也是为广大癌症患者尽心尽力的抗癌乐园负责人,为了病友们,她不顾及自己的身体,经常工作到深夜。在她的带领下,大连星海抗癌乐园的各项工作有序进行,获得了很多荣誉,也得到了社会、医院、肿瘤患者及家属们的认可。多年来季明珞用自己的行动影响并带领其团队帮助了诸多肿瘤患者树立战胜疾病的信心,走出患病的阴影,为实现"康复一人、幸福一家、和谐社会"做出了积极贡献。她说:"帮助肿瘤患者康复是我最大的快乐!"

　　1950 年 12 月 29 日出生的季明珞,是高级经济师,还是一名罹患双癌的康复志愿者,癌龄已有 23 年。1998 年她罹患左肾盂癌,于 1999 年 4 月接受了左肾盂癌根治术,2000 年 10 月又患了膀胱癌。

　　2009 年 9 月,季明珞担任大连星海抗癌乐园法人兼园长,2016 年 8 月,成立大连星海抗癌乐园党支部时她担任党支部书记,是大连星海抗癌乐园义工站负责人。该组织是在大连市民政局注册的 4A 级民办非营利社会组织，中国抗癌协会康复分会会员单位，大连市慈善总会义工分会第 190 个义工活动站。现有注册癌症患者 4000 余人，义工 500 余人，现拥有一大批癌龄超过 "5 年" "10 年" "20 年"，甚至超过 "45 年" 的抗癌明星。

在上级党组织的领导下，在中国抗癌协会康复分会等单位的指导和帮助下，季明珞同志开拓进取，敬业奉献，带领党支部全体党员在各自的工作岗位上，积极为肿瘤患者排忧解难、砥砺前行，经过团队的共同努力，大连星海抗癌乐园得以不断发展。她不忘初心，牢记使命，在各项工作中起到共产党员的模范带头作用。2015 年季明珞被《大连晚报》、阿里公益天天正能量第三届 "志愿者关爱行动" 评为辽宁省百名优秀志愿者，2019 年她被大连市慈善总会授予 "大连市慈善义工杰出贡献银星奖"。

为了把大连地区的癌症康复工作做好，提升抗癌乐园的管理水平和管理能力，她带领抗癌乐园党支部及领导班子，于 2016 年 7 月至 10 月主持完成了 4A 级社会组织等级评定工作；2016 年 8 月组建大连星海抗癌乐园党支部；先后参加了 2016 年大连市民政局 "福彩杯" 公益大赛和 2017 年市民政局购买社会组织服务工作项目的投标；主持完成了《癌症患者康乐示范项目》和《癌症患者关爱互助帮扶项目》；2019 年主持完成了中华社会救助基金会《肺癌患者关爱项目》；2020 年突发新冠肺炎疫情，她又组织党员和园友 349 人为武汉等地抗击疫情捐款 21 185 元。在季明珞的带领下，抗癌乐园 2017 年 12 月被中国抗癌协会康复会授予 "全国抗癌优秀组织"，2019 年 1 月被中华社会

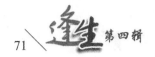

救助基金会、中国抗癌协会康复会授予"肺癌患者康复基地"，2019年5月被中国抗癌协会康复会授予"中康会肿瘤康复（大连）示范康复教育基地"，2020年11月在中国肿瘤学科普大会上被授予"中国抗癌协会肿瘤康复科普教育基地"。

为了抗癌乐园的持续发展，她"舍小家，顾大家"，精心组织项目，率先示范，几乎没有休息日；为了癌症患者，她不顾及自己的身体，经常工作到深夜。为了给抗癌乐园节省经费，她彻夜不眠地完成了2017年购买政府服务项目投标书的编写。她关爱患者胜过自己，患者有需求只要找到她，她都会想方设法帮助解决。疫情期间，她陪患者上医院、帮助患者寻医问药，患者的困难解决了，她却因自己身体透支大汗淋漓。

为了做好肿瘤防治科普宣传，她精心组织每年的"4·15全国肿瘤防治宣传周"活动，主动与三甲医院等单位联络，通过义诊、义演、健步走等形式宣传肿瘤可防、可治、可愈。她积极与大连医科大学附属第二医院等三甲医院肿瘤专家团队联手，组织多病种科普讲座，开展同病种交流，仅2020年先后举办线上等科普活动24期，受益人群达11 927人次。她组织志愿者参加大连医科大学附属第二医院肿瘤门诊义务导诊服务，现场对就诊的肿瘤患者进行心理疏导工作；组织开展声乐、剪纸、八段锦、康复游等文体娱乐；开展抗癌明星表彰等励志活动；组织志愿者骨干培训，提升志愿者服务技能……在她的带领下，大连星海抗癌乐园的各项工作有序进行，得到了社会、医院及肿瘤患者和家属的一致好评！

多年来，季明珞同志用自己的行动影响并带领其团队帮助了诸多

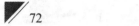

肿瘤患者树立战胜疾病的信心，走出患病的阴影，为实现"康复一人、幸福一家、和谐社会"做出了积极贡献。她说："帮助肿瘤患者康复是我最大的快乐！"

（来源：中国抗癌协会康复分会——大连星海抗癌乐园）

胡玉留:

根植沃土 科学康复

编前按:

　　1999 年胡玉留在工作岗位上因大量呕血被送进医院,确诊为胃腺癌;2009 年因甲状腺肿物压迫气管和食管被疑为癌症,好在最后证实是虚惊一场;2018 年,他脚上的肿物被诊断为鲍恩病(皮肤鳞状上皮原位癌)。胡玉留觉得,患癌后虽然手术和化疗给人带来身体上的摧残,但主要的打击还是人生道路的急转弯造成的,因为工作、生活、人际交往都发生了根本的变化。2009 年 12 月,他在胃癌治疗结束后就加入了癌症康复组织,康复组织给了他全新的生活,对他认识癌症、认清自我、走出误区、走向康复起到了很好的引导作用。在患癌后的 22 年里,他作为癌症患者、癌症康复者、癌症康复志愿者、癌症康复社会工作者,带领着镇江市癌症康复协会的会员们根植沃土、科学康复,取得了令人瞩目的成绩。

　　我出生于 1951 年,是癌症患者、癌症康复者,同时也是癌症康复志愿者、癌症康复社会工作者。

1999 年 4 月，我在工作岗位上因大量呕血被送进江苏大学附属医院，在一系列检查后被确诊为胃腺癌，于 4 月 29 日接受了手术治疗，胃切除了 4/5，食管切除了 5cm，随后又进行了 6 次化疗。

2009 年，在我的甲状腺部位发现了一个鸡蛋大小的肿物，影像检查显示已经压迫到气管和食管，再加上既往的癌症病史，医生都怀疑是癌症转移，但幸运的是，最后证实是虚惊一场。

2018 年，我发现脚上有个表面粗糙的不规则突起，不痛不痒的，开始很小，但半年后长到了 1.5cm×2cm，在江苏大学附属医院皮肤科检查被诊断为鲍恩病（编者注：鲍恩病是皮肤鳞状上皮原位癌，常见于中老年人非日光照射部位的皮肤，发展缓慢，预后很好）。因为我比较关心脚上的突起是否与之前的胃腺癌有关，为慎重起见，我又去了上海复旦大学附属华山医院请皮肤科专家会诊，再次确诊后进行了手术切除、PDT 治疗和锶 90 核放射治疗。

1999 年 12 月，在胃癌治疗结束后，我就加入了癌症康复组织。当时我刚经历了手术和 7 个多月的化疗，身体状况很差，单位动员我内退，安心养病。其实患癌后虽然手术和化疗给人带来身体上的摧残，但主要的打击还是人生道路的急转弯造成的，因为工作、生活、人际交往都发生了根本性的变化。癌症康复组织给了我全新的生活，我接触了很多病友，与医学工作者甚至是顶尖专家有了交往，使我认识癌症、认清自我、走出误区、走向康复。

当时镇江市癌症康复俱乐部（原名）还只是镇江医学会下的二级组织，按《社会团体登记管理条例》要注册一级法人社会团体。在被业务主管部门市卫生局拒绝后，我根据其他地方的做法，把目光转向市科学技术协会。在申请报告中我明确提出"协会将成立活动党支部，以保证社会组织的政治方向"，这得到了相关领导的认可。2003 年，镇江市癌症康复协会注册成为一级法人社会团体。在市委组织部的帮助下，2004 年协会活动党支部成立。

在 2004 年协会为康复 5 周年会员庆祝重生的祝寿会上，作为当年的寿星，也有感于自身康复得到了癌症康复者的帮助和鼓励，我倡议由康复 5 年及以上的癌症康复者成立癌症康复志愿者队伍，以帮助新癌症患者走向康复。当时就有 29 位会员响应并在倡议书上签字。在 4 月 15 日全国抗癌活动周广场宣传活动时，我带领大家庄严宣誓："我志愿加入中国志愿者队伍，在'奉献、友爱、互助、进步'的旗帜下，遵纪守法，宣传科学，热心公益，致力于防癌抗癌工作；尽己所能，为癌症患者服务，为癌症康复事业服务；积德行善，让自己的生命，在为人民的服务中得到升华；爱心奉献，以他人获得知识与欢乐来体现自身的价值。"自这天开始，通过每年的志愿者培训，我不断提高为病友服务的技能，努力与癌症患者谈心，协会癌症康复志愿者团队走进病房、走进病友家庭，帮助他们提升信心，增长癌症康复的知识，交流抗癌的经验。我们志愿者团队的工作受到政府的认可、医院的欢迎，也得到了病友家庭的赞许。团队多次被镇江市文明办、镇江市慈善总会评为"先进志愿者团队"，我本人也在 2013 年 11 月镇江市首届"慈善义工"奖活动中被评为"最佳慈善义工"。

2008 年我参加了全国社会工作者职业水平考试，获得了"助理社会工作师"职业水平证书。在癌症康复组织的工作中，自觉地用社会工作的宗旨、社会工作的方法组织协会工作。癌症康复组织本身就是社会治理的一个组成部分，作为一名社会工作者，一名癌症康复社会工作者，我十分关注政府对癌症群体和癌症康复组织的期待、社会对癌症的认识和对癌症患者的态度、癌症在本地的状况和发展趋势、癌症患者的需求特别是内心深处的渴望。只有做好这些方面的调查和研究，才能有的放矢地做好为病友服务的工作，才能将癌症康复组织办成癌症患者心中的家园和康复驿站，增强自身癌症康复的信心。

协会的工作注重癌症康复组织自身的主动性，以项目推动活动，以品牌凸显效应。2013 年至 2018 年，我担任协会常务副会长兼秘书长，在任期 5 年的常务理事工作任务与目标的表态中，我给自己定下了每年争取一个项目的目标。在民政部门的关心下，我们申报了江苏省 2013 年度社会组织社区公益服务创投大赛，《守护健康——癌症康复进社区》项目主要是针对多年来我们的工作活动实践，对许多癌症患者特别是新患者在患癌症后的自闭和被边缘化进行康复干预，这一活动得到了大赛的优秀奖，并获得了 10 万元的项目活动资金支持；2014 年度项目《同圆康复梦——携手癌症新患者前行》入选镇江市 2014 社会组织公益创投项目；2015 年项目《与爱同行——社区癌症患者防复发防转移服务计划》参加 2015 年江苏省社区公益服务项目采购招标，获得分包四片区第一名；2016 年项目《爱的接力——癌症患者院外康复指导计划》入选镇江新区公益创投项目；2017 年项目《浴火重生 哎哟不怕》入选镇江市 2017 年社会组织公益创投项目。5 年 5 个项目，推动了协会日常工作的开展，也获得了 32 万元的资金支持，更重要的是，这既推动了癌症康复群体工作，也是对自身康复的促进。

注重品牌建设，凸显康复效应。在 2013 年度江苏省癌症康复组织工作研讨会上，我以"推动癌症康复组织品牌建设 提升癌症康复组织社会地位和作用"的主题进行了大会发言。自 2004 年元旦，我们推出了"新年第一缕阳光行动"，作为协会志愿者活动的一个品牌，协会癌症康复志愿者与相关市领导、市慈善总会人员在新年的第一天走进医院肿瘤病房，给癌症患者送去温暖、送去关怀、送去信心、送去希望。活动一直坚持至今，已经连续进行了 17 年。在此基础上，我们推出了癌症康复志愿者每月一次进病房活动的"阳光行动"，除新冠肺炎疫情严重时限制进病房外，活动也开展了十余年，其项目入选江苏省 2016 年度十佳公益项目。

从第一次患癌至今已经 22 年了，这些年我作为癌症患者、癌症康复者、癌症康复志愿者、癌症康复社会工作者，自助助人，取得了很多荣誉，2017 年 12 月，我有幸被中国抗癌协会康复分会评为全国"抗癌明星"，受邀到北京政协礼堂参加了颁奖表彰大会；2017 年，在江苏省首届最美社工评选活动中，我被评选为"最美社工"等。我们的团体镇江市癌症康复协会取得了傲人的成果。康复会、各级政府和社会的支持就是我们康复的沃土，只有根植沃土、科学康复，我们才会重获新生！

（来源：中国抗癌协会康复分会——镇江市癌症康复协会）

李云玲：

我们都是乘风破浪的姐姐

编前按：

　　李云玲的笔名是行者、夏花，她觉得自己需要修心、修行，不断修正自己，希望自己生如夏花之绚烂，在 14 年的抗癌之路上，她也完全做到了。2007 年的五一劳动节，39 岁的李云玲被告知患了乳腺癌，这一噩耗令她仿佛坠入了万丈深渊，是家人的鼓励和劝慰使她一点一点积蓄起了勇气和力量，开始重整旗鼓。在治疗中，她逐渐从被鼓励的弱者变成了鼓励他人的强者，用亲身经历劝导病房里的病友们，由此她意识到了共情的重要作用，开始现身说法去各处讲课，不但帮助了病友们，还告知健康人群预防的重要性。为了帮助更多的人，2019 年 11 月 22 日她加入了昆明癌症康复协会做志愿者，同年负责组建"鲲鹏龙舟队"，并于次年端午节前正式下水训练。她和龙舟队被各家媒体争相报道，龙舟队队员还被称为"乘风破浪的姐姐"。李云玲真诚地告诉每一位病友：抗癌路上信心重于黄金，抗癌之旅需要我们乘风破浪，我们都是乘风破浪的姐姐，都是凤凰涅槃浴火重生的勇士！

我相信自己

生来如同璀璨的夏日之花

不凋不败、妖冶如火

承受心跳的负荷和呼吸的累赘

乐此不疲

——泰戈尔《生如夏花》

2007 年的五一劳动节，我终生难忘，那一年我 39 岁，刚被评为"道德模范"和"优秀共产党员"，正准备带领员工争创"全国示范单位"、全省"文明单位"，没想到一个不痛不痒的小结节竟然是乳腺癌！瞬间，向来一帆风顺的我仿佛坠入了万丈深渊，恐惧害怕、惊慌失措……为什么患癌的是我？是不是医生弄错了？我该怎么办？我要死了吗？年迈的父母和年少的儿子怎么办？远在他乡的军人丈夫怎么办？

之前，我感觉疾病和癌症离我很遥远，而当我在拼命工作、应酬、脾气急躁、要求完美、透支身体的时候，命运竟这样给我猝不及防的重重一击！化疗，手术，再化疗，披肩长发丝丝缕缕地掉，我一边捡一边哭。看着塌陷的胸脯和光光的头，我痛不欲生。爱人会不会抛弃我？好强的我今后怎么过？我怎么去游泳？怎么穿上我最爱的旗袍去走秀？我徘徊在医院的走廊和生死的边缘，曾站在六楼窗前想要不要跳下去一了百了。"妈妈，你不能死，我今后一定都听你的话，你不能死！"叛逆期的儿子痛哭着说。爱人说："灵魂的共鸣比身体更重要，我会永远不离不弃！"做外科医生的父亲说："我给高阿姨做乳腺癌切除 30 多年了，她不还好好活着吗？！现在医学更发达，医生的医术更精湛，你要信任医生，配合医生！"特意约着来看我的嫂子们说："我是鼻咽癌，她是乳腺癌，她是肺癌，我们不都好好活着吗？！"……家人们的鼓励和劝慰，使我一点一点积蓄起了勇气和力量，我开始重整旗鼓，积极配合，边治疗边工作，成绩斐然，荣誉不断。

在治疗过程中，我逐渐从被鼓励的弱者变成了鼓励他人的强者，用自己的亲身经历去开导病房里的姐妹们："我们同病相怜，让我们携手抗癌！"短短的话语就让她们的眼神从绝望到明亮，精神从萎靡不振到慢慢地复苏。聂主任说："从共情的角度来看，你的一次亲身讲述，对患者的鼓舞要胜过我们的千言万语。"我有一种责任感和使命感，从此我成了医院的常客，并现身说法去各地讲课 300 多场，不仅在云南讲、在医院讲，还在全国各地讲、在企事业单位讲，不仅对病友讲，还对健康人讲，告诉他们预防的重要性，要防患于未然。我的课非常受欢迎，课后还常常被听课者"包围"问这问那。我朋友圈的 5000 多人有一半以上是病友，我用心用情地给她们答疑解惑。为了更精准地回答她们的各种问题，我考了心理咨询师，还与医生父亲共同看了很多治疗、康复方面的书并做成音频或视频在群里播放，为病友们做心理辅导和精神鼓励。

为了帮助更多的人，2019 年 11 月 22 日我加入了中国抗癌协会康复分会昆明癌症康复协会做志愿者，主要做心理疏导、办爱心卡、教八段锦，随时随地潜移默化地开导鼓励会员。2019 年 12 月，昆明癌症康复协会陈秘书长找到我，让我负责组建一支由乳腺癌患者组成的龙舟队，以重塑乳腺癌患者的自信，帮她们缓解淋巴水肿，并给其他患者以精神鼓励。我从来没有划过龙舟，也没有淋巴水肿，但我毫不犹豫地接下了这项任务。在爱心人士泓樽奥乐俱乐部郑总的大力支持和帮助下，2020 年端午节的前两天，这支由乳腺癌患者组成的"鲲鹏龙舟队"正式下水训练，龙舟队队员一半以上有淋巴水肿症状，十几位是三阴性乳腺癌患者，年龄最大的 67 岁，最小的 37 岁。划龙舟 5 个月后，50 名队员的患肢淋巴水肿都有不同程度的改善。

患癌后第 3 年我就开始被媒体关注。昆明电视台健康频道 45 分钟的专题片《抗癌英雄李云玲》每周三播出；2021 年初，在云南电视台《抗癌 13 年，她被病友称为救生圈》中，我已经不是惊慌失措的溺水者，已经变成了可以帮助他人的"救生圈"；2021 年 5 月，"爱携航"《癌后重生 14 年，我想说：你的生活可以远比常人精彩》说的就是我的抗癌经历。"爱携航"平台上抗癌姐妹的故事一个比一个精彩，个个都是我学习的榜样，我们的故事大致相似又各有不同，相似的是：我们不是为了讲故事来标榜自己，而是愿意用自己的故事去鼓励他人，让他们从我们的故事中鼓足勇气面对疾病和灾难，积极乐观地生活。

我们的龙舟队也引起了大家的关注，中央电视台主持人称我们是"乘风破浪的姐姐"，东方卫视赞"她们乘风破浪，踏浪而歌"，很多新闻媒体都给我们做了采访报道。就像中国青年报记者说的，"阿姨们这种精神不仅激励了患者和健康人，对我们年轻人也是极大的鼓舞"。

2020 年广州"中国肿瘤学科普大会"上，我非常荣幸地与樊代明院士和其他两位老师同台演讲。今年 4 月，我又有幸与中国抗癌协会史会长、甄秘书长一起参加安徽电视台节目，他们是我学习的榜样，也是我前进途中的引路人。从此，我有了更明确的方向和信心，"做像她们一样的人，向她们学习，像她们一样做事"成了我的目标。

　　朋友笑问：你整天精力这么旺盛，是打了鸡血还是吃了人参啊？我说都不是，是癌症让我醍醐灌顶，让我更热爱生活，更珍惜当下的时光和身边的人；癌症提醒我改变不良的生活方式和性格；癌症让我积极乐观、淡定从容地对待生活中的酸甜苦辣；癌症让我明白很多过去不曾懂得的道理和哲理——癌症等疾病其实是一种警讯，提醒我们生命中一直忽略的深层部分，比如精神的需要。如果我们能够认真看待这个警讯，全盘改变生命的方向，不仅能治疗我们的身心，甚至能治疗整个生命。

　　我的笔名是行者、夏花，我觉得自己需要修心、修行，不断修正自己，可生如夏花之绚烂，可死如秋叶之静美。患癌，确实是我遭受的最不幸的事儿，但癌症让我成长、让我重新认识自己，觉知觉悟，也让我重生。能够健康地活着并帮助他人，是我觉得最幸运的事。这份幸运是与医生的治疗、身边人的鼓励和自己的抗争分不开的。我真诚地告诉每一位患者：抗癌路上信心重于黄金，抗癌之旅需要我们乘风破浪，我们都是乘风破浪的姐姐，都是凤凰涅槃浴火重生的勇士！

　　　　　　　　（来源：中国抗癌协会康复分会——昆明癌症康复协会）

乳腺癌患者及其女儿：
困境中涅槃的母女

编前按：

　　患了乳腺癌的妈妈带着女儿到心理诊室就诊：妈妈 5 年前患了乳腺癌，去年复发，对治疗不抱希望，绝望而无助；正处于青春期的女儿害怕自己一旦离开妈妈就再也见不到妈妈了，所以时刻黏着妈妈，无法去学校上学，也无法进行正常的人际交往。这样一对恐慌无助又无奈的母女在心理医生的耐心诊治下，妈妈重拾生活的信心，女儿不再害怕分离。癌症患者需要关心，癌症患者的家属，尤其是孩子，也同样需要关心，希望癌症患者和家属都能携手走出癌症的阴霾。

　　我在门诊看到过形形色色的患者，他们多数时候是一个人前来就诊，要么是癌症患者本人，要么是癌症患者的家属。即便有家人陪伴，大家也是把更多的注意力放到癌症患者身上，似乎都习惯性默认癌症患者更脆弱、更需要照顾，而由患癌症的妈妈陪青春期女儿来看心理疾病的还是比较少见的。

记得第一次见到这对母女的时候，妈妈满面愁苦无助，女孩异常沉默寡言，一时间无法分辨谁是就诊患者。妈妈5年前被确诊为乳腺癌，去年复发，已经做过两次手术。妈妈觉得是她害了孩子，她的病给女儿带来了极大的精神压力，女儿变得越来越恐慌，时刻黏着她，也不敢去上学，害怕一旦离开，就再也见不到妈妈了。女儿被这种恐惧笼罩着，无法去学校学习，也无法和同学进行正常的人际交往，面临即将辍学的困境。

乳腺癌复发放到任何人身上恐怕都会感到恐慌。妈妈看上去绝望而无助，对治疗不抱希望，也不想再去复查，所以连自己疾病的具体情况也不知道。她默默承受这些，倍感孤独，但不愿意女儿也陷入同样的绝望，因此缄默少语，陷入双重孤独的境地。她感到无助、无能、无力自拔、无法抱怨又无法求救，同时又非常内疚，认为女儿变成这个样子都是自己的责任和过错。但是妈妈骨子里有一种倔强，她不甘心就这样下去，于是带着孩子来医院寻求心理医生的帮助。

充分了解母女的情况之后，我首先建议妈妈定期复查，对自己身体的恢复情况要做到心里有数。现在有无再次复发？如果复发，如何治疗？治疗的效果怎么样？疾病进程和预后如何？找到以上这些问题的答案会让妈妈和女儿对妈妈的疾病状况有一个确定感，而这种确定感会带来一定的安全感，同时也可以根据病情做出下一步的人生规划。

其次，妈妈确诊为乳腺癌，而且已经复发过一次，这使她感觉到生命受到威胁，但也是一个没有办法改变的既定事实。因此，对她的心理治疗目标是降低孤独感和无助感，而不是治疗癌症。据此，我建议母女俩加强交流、互相陪伴。当母女双方能够畅所欲言地去表达自

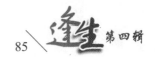

己的负性情绪并能够倾听对方的表达时，彼此就能够得到对方的理解，进而会激发各自的内在资源，增强自我的控制感。

我建议她们谈谈过去一起经历过的幸福时刻，也谈谈此时彼此内心的恐惧和无助，还可以试着去想象一下未来。死亡是生命的一种存在状态，这个话题会带给我们很多的体验和很复杂的感受，无须忌讳和回避。讳莫如深只会令彼此更加隔离和孤独、更加恐惧和无助。

可以谈论任何相关话题，比如所有关于死亡的念头、对死亡的恐惧、担心死亡后被遗忘和生活的无意义；也可以和女儿谈论自己的死亡、如何安排葬礼、如何安排以后的生活、失去彼此是多么的痛苦和哀伤等。表达情绪是一种积极的态度，这些议题的认真讨论有助于减轻恐惧感，帮助女儿完成一个哀悼过程，也让女儿有心理准备，当预期的糟糕情况出现时有方法去应对。

当母女一起分享各自的体验和情绪，能够去表达相似的体验的时候，双方就能够感受到对方正在经历着和自己相同的体验，从而能够创造一种支持的网络，降低这个疾病带来的孤独感和恐惧感。就像"我的生命之舟正载着我孤单地飘荡，但我举目四望，海面上生命之舟的灯光如繁星点点，刹那间让我感到我并非那样孤独。"互相分享资源并交流应对策略可以使母女俩认识到：也许妈妈有一天会离开人世，但在这个过程中母女俩始终同行，一直相伴到最后。

经过调整，妈妈的状态首先发生了明显变化。她的情绪更加稳定，不再那么焦虑和无助。她的复查结果还是非常好的，目前没有二次复发的迹象，所有检查指标都很正常，目前整体情况是很乐观的，这让她更加有信心。成功地战胜恐惧和绝望，犹如置之死地而后生。妈妈称自己进入了一种通达的人生状态，对人生的感悟更真切、更随意，生活也更开朗，更加的聪慧。她重新审视自己的生活，感觉先前困扰自己生活的琐碎事项已不再重要，她与女儿的关系更亲密，开始关心自己真正希望关注的人和事。一方面，妈妈觉得遗憾，自己身患绝症之后才明白这些人生的道理；另外一方面，与死亡的零距离接触，给她的生活增添了不少有价值的体验，她希望将这些智慧传递给女儿，希望女儿能在健康的时候就有所感悟。

妈妈内心稳定后，就能够更多地去关注女儿、陪伴女儿，帮助女儿面对她的困扰。经过了四五次的复诊之后，女儿的情况也有了很大的转变，不再像原来那么害怕离开妈妈，有了回学校继续学习的动力，节假日也喜欢和同学相约出去玩耍。但又有了新的心理冲突，她离开妈妈去玩耍时有时候会觉得很内疚，她觉得不陪伴妈妈、把妈妈一个人留在家里，似乎抛弃、伤害了妈妈，因此觉得对不起妈妈。

对女儿来讲，与妈妈能够逐渐分离并进入社会是一种成长，是需要被积极认可和鼓励的。与此相对应，妈妈的养育方式也要发生相应改变，建议妈妈这一阶段关注孩子的方式是：允许孩子离开，鼓励孩子离开，祝福孩子离开。同时，撤回一部分投注到女儿身上的注意力，把这份注意力放到自己身上，做一些自己喜欢做的事情，滋养自己，有自己的人生，让自己的生活变得更加充实，这样会让女儿真实感觉到：妈妈并没有因为自己成长分离受到伤害，妈妈体验到的是换了一种方式的幸福快乐状态。

这对母女俩恢复进程很短，临床疗效也非常满意，现在她们的状态和首次就诊时几乎截然不同了。

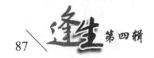

　　之所以能取得这样的效果，我认为非常重要的原因是：母女双方同时就诊，把关注的核心放到癌症患者及其家属的关系上，同步调整双方的状态。而以前，要么癌症患者单独就诊，要么癌症患者的家属单独就诊，关注的核心只是一个人。两种治疗方式比较，很明显这次的治疗方式效果更好。

（来源：《癌症康复》杂志）

吴建玲：

生命的大礼

编前按：

　　吴建玲是肺癌患者，也是眼科医生，33岁被确诊为肺癌时，她从医13年，刚考上硕士研究生1年。与癌共舞10年，她在抗争，也参透了癌症这份"生命的大礼"：她觉得自己患病的根本原因是"认知有误"；有误的认知导致行为的"背道疾驰"，差点"车毁人亡"；负面情绪和压力是影响极大的致病因素；以前忽视了饮食养生、睡眠养生；修身齐家、关系通畅也是养生要务；创业是养生；娱乐也是养生。所有这些都是为了帮助免疫系统正常运作，让身体的自愈力发挥作用。疾病的意义在于让我们再度恢复健康，让我们改变现在的身心状况、提升生命品质。疾病隐含着特定的使命，是一个发展、学习并成功克服恐惧、焦虑和担忧的特殊机会。因此，癌症是危机，同时也是人生的转机。

　　我叫吴建玲，今年43岁，10年前我万分意外地收到一份"生命的大礼"，这份大礼改变了我的生命及我生命基础上的一切——身心状态、家庭、事业无一例外地都被改变了。这个"大礼"就是"肺癌"！

　　2011 年 11 月我被确诊为肺癌时，是从医 13 年的眼科医生，刚考上眼科学硕士研究生 1 年。作为一名医者，我的梦想就是帮助人们获得健康，怎料上天另有安排，要让我体验作为患者且是癌症患者的极致病苦。我接受了手术、化疗、生物治疗和中医药治疗。因为手术后发生了心脏并发症，加之化疗的副作用，有 2 年多我几乎都在死亡边缘挣扎。反复出现的心律失常和胃肠道反应使我的世界早已变成灰色的，所有食物都是苦的，满头秀发全部脱落，吃不下睡不着，面如死灰，人不像人、鬼不像鬼，上个厕所都会晕倒在厕所里。从小就争强好胜的我生活不能自理，24 小时都需要有人照顾，我感觉自己已成为家人的负担。因不想再拖累家人，有一天深夜，趁病房里的人都睡着了，我慢慢地扶着墙来到窗前，感觉窗外那深沉的黑暗是如此吸引我，只要跃入它的怀抱就解脱了。就在推开窗的一瞬间，玻璃上突然映出儿子的脸，他好像正笑眯眯地看着我，我舍不得孩子，松手跌坐在地板上。凄冷的月光让我一下子清醒了，我不能死，必须活着！上有老下有小，为了他们，我必须活着，这是我的责任。我求上天至少再给我 10 年，让我可以陪儿子长大成人，从此以后不管再怎么痛苦，我都能忍受。

　　但经过那么多治疗后，我的身体状况还是很不好，光是随时都可能出现的心律失常就已让我无法支撑。就连正常走回 7 楼的家，都变成了一种奢望；去百米远的市场买菜，经常走到半路就走不动了，一次次叫孩子出来接；最痛的是送孩子上学，走到半路我就走不动了，只能叫他赶紧跟上其他送孩子的家长一起走，而我站在路边泪眼蒙眬，恨不能望穿孩子要经过的所有道路。1 年半之后，能做的治疗都做了（唯一还没尝试过的就是全自费的进口靶向药），但我的身体状况还是不见好，虽然终于坚持完成了研究生学业，但一毕业就失业了，所有希望也都泡汤了，人生几乎陷入绝望。

这时候，我听说癌症康复协会可以报团取暖，于是就加入了协会。在这里我看到了很多早已康复的义工老师为了帮助新癌友在默默奉献着，癌龄超过 5 年、10 年、20 年的都有。我跟大家一起练习气功、一起出去活动，看到大家都那么开心、坚强、乐观，我被这些不屈不挠、乐于奉献的英雄们感动了！我的心开始慢慢放松下来，身体也逐渐好转。

徐老师当时已处于肺癌末期，我经常陪伴、照顾她，但 1 个月后她还是走了。她的离去给了我极大的打击，尤其是亲眼看到了她离世前的痛苦状态，我有些承受不了，身体又回到了之前走不了路的状态。我才 35 岁，以后怎么办啊？这次我决定不再外求，转向内在深入探索。

有个朋友来看我时说："传统文化也许能帮你。"于是我赶紧抓住了这根"救命稻草"，走入《云南道德大讲堂》学习传统文化。通过学习老子的《道德经》，我明白了道法自然，有无相生，祸福相依，一切现象的发生都是按照客观的自然规律在运转。得了癌症刚开始看似"祸"，但是祸福相依，二者互相转化，我被癌症唤醒，经由癌症得以"修身、齐家"，经由癌症的洗礼我从一个普通的眼科医生绽放出生命别样的美好状态，家人也因为我的成长而成长。《孝经》《弟子规》《礼运大同篇》等儒家经典指导我如何做人，不断打开心扉，明白了"亲爱我，孝何难。亲憎我，孝方贤"的道理，改善与父母、继父和婆婆及各种人际关系。学习《了凡四训》《太上感应篇》，力行善事，践行环保公益事业。"仁者寿"，为了健康与环保我选择素食至今。以《大学》

来指导自己修身、齐家，以《中庸》"致中和"的思想，与自己和解，不断归位改善夫妻关系、亲子关系。2018 年我家被评为"颐华路社区五好文明家庭"。我还学习了佛家经典。通过学习《心经》《金刚经》，我对生命有了新的领悟，也逐步化解了自己的恐惧，时刻提醒自己保持觉知，放下对身体的执着。

有人会问：人人避之唯恐不及的癌症，你怎么说成是"生命的大礼"呢？因为我觉得上天让身为医生的我亲身经历癌症的洗礼必有深义，我要参透这份"大礼"，以便更好地济世救人。10 年与癌共舞，我参悟到：

1. 我患病的根本原因是 "认知有误"（佛家讲的"无明"）。我所执着的知识体系太局限，虽然专业技术不断提升，内心的困惑和生活中的无奈却越来越多，直到生病了才不得已静下来反思。

2. 有误的认知导致我的行为"背道疾驰"，差点"车毁人亡"。在为出人头地钻研眼科专业的路上，被欲望牵引着，透支身体，拼命压榨自己，却完全不自知。直到癌症出现、身体停电，这辆"失控的飞车"才终于停了下来。

3. 负面情绪和压力是作用极大的致病因素。

4. 以前忽视了饮食养生、睡眠养生。学了自然疗法后才知道，饮食不当、睡眠不足、情绪失常、过度疲劳、日晒不足等都会导致免疫系统功能严重下降，进而引发疾病甚至癌症。

5. 修身齐家、关系通畅也是养生要务。儿子叛逆期时沉溺于手机网络游戏，还说"他是孤儿"，我开始反省自己的问题，请求先生原谅我并陪我一起学习，共同探索化解的办法。我们不再责骂孩子，而是开始用心学习，一起改变，3年后孩子终于放下手机开始读书了，而我们与丈夫继母间的关系也改善了。

6. 创业也是养生。为了生活，也为了学以致用，我选择了创业。2014年1月，我创建"吴医生眼镜工作室"，提供眼科医学验光配镜服务和近视防控科普知识及健康、环保等公益分享，并于2014年5月开展了向上百位癌友验配赠送"爱之镜"的公益活动。2014年10月还回故乡为上百位父老乡亲进行眼科义诊。2015年4月经昆明医科大学推荐，以《生命不息 光明不止———名眼科学硕士、癌症患者创业纪实》一文，参加了云南省高校创业之星评选。多年来我们提供有偿服务上千人次，并为上万人提供过无偿服务。

7. 娱乐也是养生。我多次出国学习自然疗法、人智医学、营养学、生命史等课程，不断探索生命旅程。还学了中道禅舞，并成为传承导师，经常泡在音乐里闻乐起舞、乐以忘忧。通过外练筋骨、内修心性，渐趋"身、心、气、乐、境"合一之妙境。

其实，以上所述的都是为了帮助我们的免疫系统正常运转，让身体的自愈力正常发挥作用。安德烈•莫瑞兹在《癌症不是病》一书中说的"癌症不是病，它是身体的一种疗愈机制"深深地影响着我，让我相信身体天生具有内在智慧和自愈能力，我们所要做的就是支持这一过程。

通过这几年的学习，我明白了疾病的意义在于让我们再度恢复健康，让我们改变现在的身心状况、提升生命品质。疾病隐含着特定的使命，是一个发展、学习并成功克服恐惧、焦虑和担忧的特殊机会。

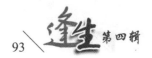

疼痛和受苦的经验能丰富生命或指向新的发展可能性。通过面对疾病，我们将学会对自己身体负责任的能力，最终带着新的意识和增强的能力，得到身心整体的健康。因此，癌症是危机，同时也是生命发展的转机，我的健康我做主！

（来源：中国抗癌协会康复分会——云南省抗癌协会康复会）

于洋：

珍惜生命 拥抱生活

编前按：

　　今年 57 岁的于洋患乳腺癌 15 年、甲状腺癌 7 年。2006 年，身为医生的于洋无意中发现左乳有个无痛性包块，凭经验感觉不妙，果然手术后病理为乳腺浸润性小叶癌，淋巴结也有转移。她感觉眼前一片漆黑，一下子从阳光灿烂堕入深渊。父母的开导和家人的安慰使她冷静下来，她决定照顾好自己、好好活下去，于是积极配合医生完成了治疗。2007 年于洋加入吉林市癌症康复协会，病友们的阳光心态和人生观让她看到了希望；2016 年她有幸成为粉蝶爱心大使，每次活动都被浓浓的爱包围着、温暖着；2018 年初，她担任了丰满区康复中心主任，全心全意为关心、帮助会员们忙碌并快乐着。患癌的经历让于洋更加珍惜生命，她用自己的行动带动会员们做最美的自己，拥抱美好的生活，笑对人生中的每一天！

　　我是来自吉林市的于洋，今年 57 岁，乳腺癌术后 15 年，患甲状腺癌也有 7 年了。

　　2006 年，风华正茂的我在自己热爱的医生岗位上做着得心应手的工作，憧憬着美好的人生，但这一切在那年9月的一天仿佛被按了暂停键。我无意间发现左乳有个无痛性包块，凭经验感觉不妙，应尽快明确诊断。随即我奔波于吉林市的各大医院，最后确诊为乳腺癌。忐忑不安的我于2006年9月28日接受了左乳的乳腺癌改良根治术，术后病理诊断是乳腺浸润性小叶癌，淋巴结已有转移。当时我感觉眼前一片漆黑，犹如五雷轰顶，夜不能寐。一侧乳腺被切除，女性最美丽、最重要的部位也从此残缺。我感觉一下子从阳光灿烂堕入深渊，不知以后的人生路怎么走，也不知还能走多远。是父母的开导和家人的安慰，使我逐渐冷静下来。我有需要照顾的父母，有丈夫和可爱的孩子，照顾好自己才是对父母最大的孝道、对家人和朋友最大的慰藉。我必须陪着女儿长大！因此，我下定决心要照顾好自己、好好活下去。于是，我积极配合医生，完成了6个疗程化疗和放疗。那段日子不堪回首，美丽的长发被摧毁，体形也变得臃肿。但想到家人的期望，我选择坚强面对。

2007年，我加入吉林市癌症康复协会，在协会里结识了几位同样患了乳腺癌的姐姐，在她们的带领下踏青旅游，学习术后恢复保健知识。更重要的是，她们的阳光心态和人生观让我看到了希望。我积极参加协会的活动，游览祖国的大好河山，张家界、九寨沟、华山、黄山、泰山、敦煌莫高窟、青海湖、茶卡盐湖、桂林山水、海南、上海、云南、台湾都留下了我们的足迹，在泰国、韩国、越南领略异国风情，在澳大利亚、新西兰欣赏美景。旅游景点及旅途中的美景使病友们心旷神怡、心情舒畅，我们一起穿着艳丽的衣服拍摄漂亮的照片，闲时交流治疗心得、食物搭配，真想把时间定格在那些美妙的时刻。2016年我有幸成为粉蝶爱心大使，认识了许多全国各地的优秀姐妹们，更是享受着社会的关爱，每次活动都是被浓浓的爱包围着、温暖着。

2018年初，我担任了丰满区康复中心主任。春天组织会员们踏青，青山绿水间留下我们的笑声和身影；组织会员积极参加中国癌症康复会活动，参加"4·15大步走"；组织会员积极响应中国抗癌协会康复分会和吉林市癌症康复协会发出的号召，让有专长的会员参加力所能及的活动；组织会员参加医学专家健康讲座，听专家对康复期饮食起居进行讲解，指导我们健康的生活方式，从而正确认识自己的疾病，让我们的生活有质量更有品位。5月底和病友们穷游迪拜，笑在美丽的波斯湾，将花絮在丰满区康复中心群及爱心大使群分享；6月初和会员到辽宁兴城海滨疗养，并在协会领导的带领下进行海滨大步走，充分展示出癌症患者康复后的精神面貌，引来在海滨度假的人们驻足观看，成为兴城海滨一道靓丽的风景线；7月……

工作之余，我每天给丰满区粉蝶家园及丰满区康复中心群里发励志的短文和粉蝶家园、健康屋的保健知识，用言传身教感化身边的朋友；不定期给老会员打电话了解她们的身体情况，了解她们的心理状态，让会员们感受到群体的温暖。丰满区康复中心有一位会员和儿子相依为命，靠低保维持生活，2年前孩子考上大学，但学费成了大难题。我得知她们的处境后，联系吉林市九三学社的爱心人士向母子俩伸出援手，为孩子解决了学费，让孩子按时入校，圆了大学梦，并鼓励孩子努力学习，做个对国家有贡献的人。我还利用业余时间给这位会员联系家政服务，帮她找到了工作，解决了这个家的燃眉之急。

虽然我每天过得都很忙碌，既要上班，工作之余还要鼓励、帮助

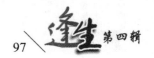

会员们，又要陪父母、帮助爱人、照顾婆婆和可爱的小外孙女，但我忙碌并快乐着。患癌的经历让我更加珍惜生命，我用自己的行动带动会员们做最美的自己，拥抱美好的生活，笑对人生中的每一天！

（来源：中国抗癌协会康复分会——吉林市癌症康复协会）

蒋幼萍：

三次逢生

编前按：

　　十几年前蒋幼萍被确诊为胃印戒细胞癌，从最初的痛苦无措中冷静下来后，她振作起来，进行了手术和化疗，生活也回归正轨。没想到 3 年后她感觉胃部闷闷的，进食有哽噎感，经多次检查最后确诊为残胃癌。又过了 1 年，癌细胞转移到了卵巢，形成巨大肿物，很多专家建议采用姑息治疗，但蒋幼萍坚持继续查找资料、看书、咨询专家，终于定下治疗方案：先化疗，待肿瘤缩小后再手术，这次她又赢了——肿瘤缩小了，她获得了手术机会。患癌后三次逢生，蒋幼萍感悟良多：不要轻言放弃，只要不放弃总会有机会；锻炼不能少；定期检查、坚持治疗很重要；群体抗癌很重要，杭州市癌症康复协会让她感觉找到了组织，感受到了大家庭的温暖。

　　我叫蒋幼萍，患胃印戒细胞癌十几年了。几天前，我去肿瘤医院看望病友，在浙江省肿瘤医院门口已经没有了以前那种透入骨髓的恐惧感。曾几何时，每当我去医院治疗时，还没走进医院大门就开始战栗发抖，那种恐惧如翻江倒海，无法形容。好在都熬过来了！现在犹如枯枝发新芽、绝处又逢生。

十几年前，正是我风华正茂、事业蒸蒸日上的时候，一张病理报告单彻底打破了我平静的生活。当听到医生说我患了印戒细胞癌时，我脑中一片空白，眼泪就像决堤之水一样奔涌而下，绝望的感觉不是常人所能理解的！我哭过，绝食过，也歇斯底里过，但冷静下来后再想想，我还年轻，父母健在，孩子还小，还有丈夫，他们都需要我，我一定要活下去！于是我接受了手术治疗，切除了4/5的胃，随后是化疗等一系列治疗。几个月后，我的生活走上了正轨。

本以为磨难就此结束了，但3年后，我又有了那种胃部闷闷的感觉，进食总会被噎住，感觉很不妙，于是赶紧去做了胃镜，开始查了3次都没检查出来，后来进食都有点困难了，我下定决心做了无痛全麻胃镜，还要求医生特别仔细地给我检查，结果又"中大奖"了，竟是残胃癌！怎么办？当然首选手术治疗，但当手术后的病理报告单再次放在我面前时，说实话，我真是挺绝望的，24个淋巴结中有18个已经转移！

第二次全胃切除术后，我的体重下降到了40kg以下。因为已切除大部分胃，我的消化功能极差，腹泻很严重，最多时达每天十三四次，一点力气也没有。那时好绝望啊！后来听说灵隐寺附近有位中医擅长艾灸，于是让妹妹将我送到那里，进行了为期1个月的治疗，没想到奇迹发生了，腹泻止住了，也能进食了，我一下子信心大增。效果虽好，但费用太高了，于是我买了相关的书籍研究病情及相关的穴位等，自己网上采购艾灸用品，就这样我进行了长达整整3年的艾灸生活，现在每周还做一次或两次艾灸。

本以为"事不过三"，没想到 1 年后癌细胞又转移到了卵巢，转移灶超过 10cm。后来咨询了好几位专家，他们都让我放弃，建议姑息治疗。可我要和命运抗争，继续查找资料、看书、请教专家，最终在浙江省肿瘤医院定下治疗方案：继续化疗，待肿瘤缩小后，看看有没有手术可能。结果，我又赢了——肿瘤缩小了，于是我接受了第 3 次手术。我做了 34 次化疗，虽然经历了常人无法想象的痛苦，但我活下来了！

患癌后三次逢生经历，我感悟良多：首先，无论遇到再难、再让你陷入绝境的困难，都不要轻言放弃，只要自己不放弃，总会有机会。我的经验是保持良好的心态很重要，想方设法不把自己当患者，想开了，万事都抛开，千万不要一天到晚待在家里，本来没病也要闷出病来了，原来自己喜欢而没时间做的事全部拿出来，唱歌、跳舞、弹琴、旅游等，我现在是兴趣爱好一大堆：太极拳、民族舞、葫芦丝、洞箫等，还爱出去旅游撒欢。其次，锻炼必不可少！不要因为自己是患者，就一直卧床休息，"生命在于运动"这句话任何时候都适合。再次，定期检查、坚持治疗很重要。还有就是群体抗癌太重要了！杭州市癌症康复协会不仅给了我精神上的支持，还为我提供了就医方便，我感觉就像找到了组织，感受到了大家庭一样的温暖。

有时候我会想：为什么我的经历要比其他人坎坷？命运比其他人不幸？但我又换了个角度去想，这何尝不是我的灰色幸运？！如果连这个坎儿都能迈过去，人生还有什么难题不能解决的？！愿每一位病友都能像我患癌后三次逢生一样迈过自己生命中的"坎儿"，健康幸福！

（来源：中国抗癌协会康复分会——杭州市癌症康复协会）

傅连康：

顽强抗癌 投身公益 彰显党员本色

编前按：

　　傅连康是来自杭州的一位优秀老党员，工作勤恳、兢兢业业。2006 年，52 岁的他不幸被查出胃印戒细胞癌，但他没有被吓倒，积极配合医生治疗。手术切除了他 80% 的胃，之后他又做了 12 次化疗。康复后，他长期参与杭州市癌症康复协会病友互助活动，积极参加各类公益活动。2014 年，傅连康被查出直肠癌，因是低位直肠癌，他面临可能要肛门切除终身造口的问题，这让他感受到了前所未有的压力，在经历 30 次放疗和 2 次化疗后，肿瘤缩小了，手术很成功，肛门也保住了。2017 年傅连康身患喉癌，接受了全喉切除术，术后他参加了无喉复声培训班，苦练半年掌握了食管语后参加了志愿者服务队，现身说法，耐心指导和帮助病友们。傅连康身患三癌，顽强抗癌，投身公益，彰显了共产党员的本色。

　　1970 年 8 月刚满 16 周岁的傅连康就进厂当了工人，工作中他不畏艰难、踏实肯干、顽强拼搏，获得了厂领导和工友的一致好评，多次被评为"厂先进生产工作者",1978年荣获"杭州市新长征突击手"称号。鉴于其优秀表现,1992年被组织吸收加入中国共产党,并于1993年荣获"杭州市城乡建委系统优秀共产党员"和"杭州市公共事业局优秀共产党员"称号。

天有不测风云,2006年10月,52岁的傅连康不幸查出患了胃印戒细胞癌,虽然他知道这个肿瘤恶性程度很高,但并没有被吓倒,依旧保持着共产党员顽强拼搏的精神,积极配合医生治疗,先进行了手术治疗切除了80%的胃,后来连续接受了12次化疗。期间,傅连康的病情也得到了杭州市癌症康复协会的关注和关怀,协会领导多次到医院和他家中慰问探望,鼓励他积极治疗、树立坚定信心,还让几位同样患了印戒细胞癌的病友指导傅连康如何进行康复和休养。至今,傅连康的胃癌一直没有复发或转移。这一次难忘的经历让傅连康深刻体会到,组织的关怀和病友的支持对患者来说是多么的重要,因此他康复后长期参与杭州市癌症康复协会病友互助活动,积极参加各类公益活动。

2014年7月,傅连康光荣退休,在退休人员年底体检中,不幸再一次降临——医生给他做直肠指检时发现距肛门3cm有个肿物,后来活检病理证实是直肠癌。因是低位直肠癌,他面临可能要肛门切除终身造口的问题,这让他感受到前所未有的压力。幸运的是,这次接诊的医生依然是之前为傅连康做胃癌手术的主治医生,且已经是胃肠肿瘤方面的大专家了。与医生沟通后,决定按当时国际最前沿的治疗理念先进行放疗,若肿瘤缩小、降期,保肛的可能性就大了。傅连康以顽强的毅力经受住了30次放疗和2次化疗,肿瘤终于缩小了,手术很成功，肛门也保住了。为了巩固治疗效果，他又接受了 8 次放疗，至今没有复发。再次闯关成功，傅连康成了抗癌明星，于是他更是积极地投身公益，现身说法，鼓舞癌症病友们树立积极乐观的心态、顽强抗癌。

2017 年 9 月前后，傅连康出现声音嘶哑症状，且不断加重，后来确诊为喉鳞状细胞癌，因病变范围比较广，需要切除整个喉部。因为有前两次的抗癌经历，傅连康深知科学抗癌的重要性，于是听从医生的建议，做了全喉切除手术，随后接受了 30 次放疗和同步热疗。治疗结束后正好赶上浙江省肿瘤医院第七届无喉复声培训班开班，这是个面向全国各地病友的公益培训班，每年举办 2 届，每届 3 天时间，培训的老师都是无喉复声的病友，也是热衷于公益的志愿者。出于对复声的渴望，傅连康主动报名参加培训，3 天时间里他认真地跟着无喉复声的老师们学习食管发声，在老师们的悉心指导下学会了食管语的基本要领。培训结束后坚持每天练习"打嗝"、数数字、读单词等发声训练，经过半年的努力，他终于可以说出让人基本能听懂的食管语了。后来，傅连康也加入了浙江省肿瘤医院的志愿者服务队，并且以志愿者的身份参加了此后的每届无喉复声公益培训。在培训的现场，总能看到傅连康热心、耐心指导其他病友的场景，每一次培训结束，傅连康还会将培训的现场照片制作成精美的电子相册在病友群中分享，鼓励无喉病友们重塑新"声"，拥抱生活。当病房里有患者情绪急躁、悲观沮丧时，医生和护士们也会联系傅连康等几位住得近且会说食管语的病友，他们就会一起去探望、开导、鼓励这些病友，傅连康也成了无喉病友们心目中的"老大哥"。

傅连康虽身患 3 种癌症，先后经历了 7 次手术，但他一次又一次地发扬了共产党员顽强拼搏的精神，以乐观向上的心态顽强抗癌。更难能可贵的是，傅连康投身抗癌公益事业，现身说法，长期鼓励和帮助癌友们。傅连康顽强抗癌、投身公益，彰显了共产党员本色！

（来源：中国抗癌协会康复分会——杭州市癌症康复协会）

杨红：

爱出者爱返，福往者福来

编前按：

　　58 岁的杨红患恶性淋巴瘤 4 年了。2017 年她被确诊为滤泡性淋巴瘤，经过多方考虑及几位专家指导，她选择了观察等待策略。观察期间她积极锻炼、学习淋巴瘤相关知识，为可能要进行的化疗做准备。不幸的是，1 年后还是转化为侵袭性弥漫大 B 细胞淋巴瘤，于是她接受了靶向治疗和化疗。患癌后的杨红感受到了来自亲人、朋友和社会的爱，改变了以前固执、爱钻牛角尖的性格，变得更加善良平和、包容一切、开心快乐，同时她还做志愿者尽己所能帮助病友们康复，把爱传递给更多的人，用爱温暖更多的人。在这一过程中她又感受到了快乐和满足。爱出者爱返，福往者福来，愿病友们都重获新生！

　　我今年 58 岁，原云南师范大学教师，患淋巴瘤 4 年来我走过了一条与死神擦肩而过的路。

　　2017 年 4 月，在一次偶然的 B 超检查中，医生发现我体内有很多肿大的淋巴结，随后经 PET-CT、骨穿、活检等检查确诊为恶性淋巴瘤。

在得知我患病后，女儿、妹妹、侄子立刻坐飞机从千里之外赶到了昆明，本地的家人、朋友也纷纷来到我的身边，我感受到大家的爱是那么的温暖，那么让人留恋。我能很快接受自己患癌的事实，其中一个最重要的原因是因为爱给予我的勇气和力量。为了让所有爱我的人不为我伤心，不管怎样我都要活下去！坚定了这个信念后，我告诉母亲："别为我担心，我一定会为您和爸爸养老送终的，有你们在，我一定会好起来的！"

当时我对淋巴瘤基本上一无所知，在最迷茫无助的时候，我欣喜地在网上发现了"淋巴瘤之家"，这是淋巴瘤康复病友的网上家园，在这里我不但找到了自己想要了解的淋巴瘤知识，还得到了病友、专家和志愿者的答疑解惑。通过这个网上家园，我在短时间内从一个对淋巴瘤一无所知的小白变成了对自己的疾病有了一定认识的人，并在很短的时间内调整好了心态，决心与"淋巴瘤之家"的家人们一起正确面对086（淋巴瘤），树立了战胜086的决心！

通过在"淋巴瘤之家"的学习和交流，当拿到四川大学华西医学中心病理会诊结果的时候，我已经知道了对滤泡性淋巴瘤除了可以立即治疗外，还有一种叫观察等待的策略。由于当时靶向药美罗华价格昂贵，再加上自己对化疗的恐惧，同时我考虑自己患的淋巴瘤的类型，最终在几位专家的指导下选择了观察等待的策略，在观察等待的这段时间我做好了与癌症做斗争的准备。

为了增强抵抗力，我仍然坚持游泳、走路、打球、骑车锻炼，为以后可能要进行的化疗强身健体，也从心理上让自己坚信自己是正常人。除了自己锻炼，我还和伙伴们一起参加了云南师范大学和云南省成人教育学会组织的排球比赛，和伙伴们一起快乐地训练及比赛，完全像健康人一样学习和生活着。

锻炼之余，我还认真阅读了《向死而生：我修的死亡学分》《抗癌：第一时间的抉择》《癌症·新知：科学终结恐慌》《我与癌症这九年》等大量书籍，从抗癌事迹、心理建设、提高免疫力的饮食调理、淋巴瘤知识学习等几方面，让自己的知识储备和心理建设达到了一个新的高度。这大约是我最近几十年读书最多、最认真的一年了。

通过学习，我改变了以前的思维方式和生活方式：首先是选择坚持低脂纯植物饮食，每天晒太阳；其次是接受身边的一切人和事，以正向的思维方式来思考，比如坦然接受自己得病的事实，不再怨天尤人，生活变得简单而快乐。每 2 个月 1 次的检查提示肿瘤正在减小。一晃 1 年就过去了，我似乎忘记了自己是个患者，没注意好好休息，可能正是因为这样，病情突然出现了变化。2018 年 3 月 9 日检查结果还一切正常，可 5 月 2 日再去检查时突然发现肿瘤迅速长大，还出现了少量腹水，进一步检查显示，从惰性的滤泡性淋巴瘤转化为侵袭性的弥漫大 B 细胞淋巴瘤。因此，2018 年 5 月 3 日我再次住院，开始进行靶向治疗联合化疗。

癌症的治疗，特别是化疗，副作用很折磨人，在治疗过程中我味觉丧失，还随时处于极度想吐的状态。但是，遭受痛苦的同时我也感受到了来自四面八方的爱。首先来自家人深深的爱：丈夫每天都会在忙工作的同时挤出时间来医院陪我，亲人们排班陪我治疗，轮流做我爱吃的饮食，保证我营养充足，他们从精神上到生活上对我无微不至地照顾着。爱来癌去，他们的爱是我康复最大的力量。其次是来自医护人员的爱：在我最绝望的时候收我住院，在我最无助的时候给我专业的建议和精神支持，在我有输液反应的时候和我一起承担风险，努力不放弃。以前我一直认为自己运气不好，但是患病后，一生的好运气全来了，在这个过程中我遇到了生命中一个又一个"贵人"。每一位医生、护士都像亲人一样，我的治疗在他们的帮助下迅速完成了。令我不能忘怀的是来自同事、朋友、同学的爱，这让我觉得自己自始至终都是这个大家庭中的一员。同事们在工作中和生活上对我照顾、支持；保险公司工作的朋友没卖过一分钱的保险给我，却一次次跑来跑去，只为了帮我豁免保费；朋友们坐着汽车、火车、飞机来看我，好友在我因化疗心脏受损时为我联系专家，朋友们一次次来陪我化疗给我信心……治疗期间，我沐浴在爱的海洋中，是爱让我开心快乐地走过了化疗的痛苦。

因为患病我还得到了很多公益团体和个人的无私帮助，有时我扪心自问：如果生病的是别人，我能做到如此吗？患病以前也许我做不到，但是现在的我一定可以。如今我参加了很多公益活动，在帮助别人的同时也感受到了快乐和满足，把爱传递给更多的人，用爱温暖更多的人！以前总觉得有钱才能做公益，现在明白了只要心中有爱，其实每个人都能做公益。从此，我开始了我的志愿者之旅。

2019年4月到5月，我作为志愿者参加了"非药而愈"团队素食推广的千里素骑行。2019年9月我加入了云南省抗癌协会康复会，并成为一名光荣的志愿者，每周都和志愿者们一起为病友们服务，还通过参加康复会的各种活动宣传科学抗癌理念和知识，抱团取暖，群体抗癌，共同康复。我开心快乐地生活着，工作着；被癌友们的默默奉

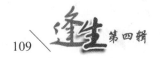

献感动着，激励着；也为在我们的帮助下勇敢接受治疗的病友而欢呼着、雀跃着。希望通过我们的努力，能够让更多的人坚强地与癌魔抗争，走出癌症的阴霾，把癌症当成一个慢性病，在科学治疗后重获新生。

传递爱其实很容易，很多小事，比如弯腰捡起地上的一张废纸，把一些碎玻璃包好再扔，为一些公益活动做志愿者，给更多的人分享自己在癌症治疗中的经验和教训……总之做一些无我利他的事就是公益，就是爱的传递。

患癌对每个人来说都是一件难以接受的事，但患癌后的我，感受到了来自亲人、朋友和社会的爱，改变了以前固执、爱钻牛角尖的性格，变得更加善良平和、包容一切、开心快乐，同时做志愿者尽己所能帮助病友们康复，把爱传递给更多的人、用爱温暖更多的人。在这一过程中我感到了快乐和满足。爱出者爱返，福往者福来，愿病友们都重获新生！

（来源：中国抗癌协会康复分会——云南省抗癌协会康复会）

黄义：

逢生

编前按：

　　2016 年初，61 岁的黄义患了胆管癌，开始他无法接受，但在家人的鼓励和劝慰下，求生之火在他心头重新燃起，于是他毅然接受了手术治疗和化疗。康复阶段，黄义加入宿迁市癌友康复协会，积极参加协会组织的活动，并在征文活动中获奖，感受到了大家庭的温暖和美好。抗癌近 6 年，他感觉不是自己战胜了癌症，而是靠信念、乐观和改变战胜了自己，因而才能够绝处逢生。

　　生命是一场旖旎多姿的单程旅行，其魅力就在于它的单程，在于它的有去无回，没有彩排过程。只有经历与死神搏斗后绝处逢生的人，才能体会到生命的价值、生命的质感、活着的感受与状态。早晨起来，到大自然中去，听听鸟叫，看看日出，闻一闻自然界中百花齐放后的那种淡淡的清香味。回到家中和孙辈们一起享受天伦之乐，过着与世无争的恬静生活。在我眼中、心目中，人间万事万物都是一种美好的

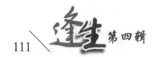

感觉，是一种活着真美好的感触。

平生难忘的 2016 年初，当时我 61 岁，随着医生的一声宣判——胆管癌，灾难降临在我面前，瞬间我有些接受不了。这可怕的消息一下子让我堕入无尽的深渊，眼前一片迷茫。我还有很多事情要做，有很多责任要担当，有许多眷恋、许多牵挂……怎么办？是进还是退？是手术还是等待？

诸多亲人站在我面前，为我加油、壮胆。我那快 90 岁的老母亲，还是像小时候那样，抚摸着我的头，一声不语，泪水充满眼眶；满脸憔悴的老伴儿，用关爱的眼神望着我；儿女们的一声声孝敬的话语，触动着我的灵魂。顿时，一种求生之火，在我心头燃起。我要站起来，要活下去！我要为老母亲尽孝，要和老伴儿白头偕老，不能让儿女们背着"子欲养而亲不待"的痛苦，后悔终生。

于是 2016 年 1 月 28 日我毅然决然地接受了手术治疗，手术成功了，我主宰了自己的命运，回到家人的身边，接着坚持完成了 6 次化疗。

在康复的道路上，我凭着坚定的信念、顽强的毅力和乐观豁达的精神与病魔拼命抗争，经受着各种手术后的痛苦与创伤，饱尝着求生与治疗的磨难和煎熬，克服和抵御着社会上一些不确定因素的负面影响。我十分幸运地遇到了肿瘤科熊主任，经她介绍，我参加了宿迁市癌友康复协会。在这里，我精神上得到了充实，物质上得到了资助。协会组织我们外出旅游，举行唱歌、跳舞等运动，甚至有时还办演唱会，多次举办了"了解癌、认识癌、战胜癌"等知识讲座，以及诗歌朗诵、有奖征文活动。我有幸在 2020 年春季宿迁市抗癌协会举办的"抗癌路上，你我同行"征文比赛中荣获一等奖；2021 年 6 月，在庆祝中国共产党百年华诞红色旅游活动中，我的《歌颂我们伟大的党》诗歌朗诵，得到了参加旅游的 60 多名党员的一致好评。我热血沸腾，从灵魂深处感觉到能活在这个大家庭真好！

在家休养期间，我看了很多癌症患者的励志故事和康复奇迹，所以我也决定效仿他们尝试通过各种活动达到康复的目的。我积极参加镇夕阳红老年旅游团举办的各种旅游活动，一路高歌、一路笑语，早已把自己的病抛至脑后。那一泻千里的黄河咆哮声，那波涛汹涌的万里长江，那蜿蜒曲折如巨龙般的万里长城，那海天一色、云淡风轻的养生胜地三亚，那一望无垠的内蒙古大草原……都那么让人心旷神怡。

有时我也会去钓鱼，姜太公钓的是王侯将相，我钓的是岁月光阴，是心情逾越。阴天下雨，我就在家练书法，看诗歌、小说，有些诗句能勉励和启迪我们的心灵。

抗癌的路很长，我们要调整好心态，做好打持久战的准备。相信科学，树立信心！在主观上藐视它，但在客观上要重视它，少一些恐惧、焦虑、压抑，平衡膳食，睡眠充足，科学用药，按时复查，经常锻炼，要戒烟限酒，提高自身免疫力。

回顾自己近 6 年的抗癌路，我感慨万千。与其说我战胜了癌症，不如说战胜了自我；与其说抗癌路上多坎坷，不如说人生本来就是这样，必须知难而进。歌曲《人生旅途》有句歌词很好，"人生本来苦恼已多，再多一次又如何？"纵然遍地荆棘密布，也要把那荆棘走成道路。

没想到我患了胆管癌还能活到今天，并且还活得这么充实和潇洒。很多朋友问我，你抗癌成功，靠的是什么？我想，应该是信念、乐观的心态和改变。第一，精神是力量，精神是支柱，相信自己、战胜自我；

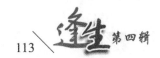

第二，相信科学，配合医生，重视治疗，不信旁门左道；第三，生命在于运动，多到户外活动；第四，合理饮食，增强体质，注意营养，少吃腌制、熏烤类食品；第五，和睦幸福的家庭，家庭的温暖、呵护非常重要；第六，一定要保持一个好的心情，处处都要乐观，乐观生活、助人为乐。乐观，是困苦艰难中的从容，是挫折后的不屈，我们只有乐观生活，生命的渡船才能把我们的生命渡到健康的彼岸。正是靠着信念、乐观和改变，我才绝处逢生。

（来源：中国抗癌协会康复分会——宿迁市癌友康复协会）

郝淑珍：

心怀感恩　笑对人生

编前按：

　　2007 年郝淑珍发现大便有血丝和黏液状物，且感觉左腹部疼痛，就医后初诊为混合痔，但手术扩肛后医生发现一个可疑肿物，活检病理确诊为直肠腺癌。这一消息如晴天霹雳，但为了家人，她只能勇敢面对，进行了手术和化疗。化疗的副作用及术后恢复过程让她痛苦不堪，此时是家人的关爱和鼓励帮她坚持下来。2009 年 9 月，她加入了内蒙古癌症预防与康复协会，并成为爱心志愿者，积极参加协会组织的各项活动，心情愉快，浑身上下都充满着感动和力量，因此她决定把爱心传递下去，让更多和她一样的病友们看到康复的希望，感受到协会这个大家庭的温暖。十多年抗癌历程，郝淑珍感觉保持好心态、科学合理饮食及坚持锻炼身体极为重要。愿大家都能跟她一样心怀感恩，笑对人生！

　　我叫郝淑珍，2007 年不幸罹患直肠癌，现在我不仅活着，而且活得快乐、滋润。

　　以前的我，因为生活压力大，长期心情消沉，身体频繁出现不舒

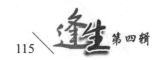

适状况。2005 年 6 月，我因子宫功能性出血接受了子宫切除手术；2006 年夏天，又查出患了甲状腺功能亢进，需长期服药、定期复查。

2007 年 10 月，我发现大便有血丝和黏液状物，且感到左腹部疼痛难忍，有 3 天我甚至疼得无法入睡，奔波了几家医院得出结论是混合痔，建议手术。11 月 14 日手术扩肛后，医生发现有一肿物很可疑，于是取了活检做病理检查，结果为直肠腺癌。

这个噩耗犹如晴天霹雳，击碎了我那早已不堪重负的心。我不在乎自己还能活多久，我担心的是，家中经济条件不好，儿子已长大却还没给他买房子，自己现在得了癌症，治病要花很多钱，万一到最后人财两空，岂不是给家里造成了沉重的经济负担！

为了家人，我不能放弃生命，必须选择勇敢面对。2007 年 12 月 4 日，我接受了直肠癌切除术，保住了肛门。术后整整半个月的时间，我不能进食，24 小时不间断输液。输液过程中我过敏了，脸肿、发硬，就像戴了个面具似的。白天丈夫陪伴在我的病床前，晚上两个妹妹轮流值班守护我。在家人无微不至的照料下，我渐渐好起来。12 月 26 日化疗开始了，恶心、呕吐、全身肌肉和骨头像撕裂般的疼痛……6 个疗程的化疗，我经历了炼狱般的折磨。

手术以后，我不能坐，走路时大腿根部很疼，只能躺着。我一天要上 20 多次厕所，腹部疼得让人难以忍受，浑身冒汗，每次去完厕所都像刚刚从水里捞出来一样。得知自己生病都没有哭过的我，此时却被疼痛折磨得忍不住在厕所里放声大哭。丈夫和儿子听到我的哭声，心疼不已，在厕所门外焦急地等我出来。丈夫还特意四处打听，找了好几家医院咨询医生，医生的答复是"只能是慢慢恢复"。在最艰难的时刻，正是靠着亲人的呵护，靠着所有关心我的人的支持与帮助，我才一步步走出来。家人的关爱与鼓励，坚定了我活下来的意志，为了家人，为了这个完整的家，我一定要活下去！

2009 年 9 月经人介绍，我加入了内蒙古癌症预防与康复协会，并成了爱心志愿者。虽然我身体状态还不稳定，只要不住院，我总是积极参加协会组织的各项活动。每次参加活动，我的心情都非常愉快。和病友们在一起有说有笑，大家互相询问病情、嘘寒问暖、相互鼓励，让我整个人都感觉暖暖的，浑身上下都充满着感动和力量。

2011 年 5 月，我参加了协会组织的上海康复学校的康复培训班，结识了来自全国各地的癌症患者，不论是康复学校的志愿者老师们，还是前来参加培训的学员们，都带给我深深的震撼和感动。此后我对协会的工作更加努力，对病友更加细致关心。我要把抗癌的信心传递下去，把爱心传递下去，让更多和我一样的病友们看到康复的希望，感受到协会这个大家庭的温暖。2016 年，我获得了首届慧济抗癌达人网络评选的"无私奉献"奖。

十多年的抗癌历程，我明白了很多道理：

第一，保持好的心态。我在大病之后才知道，心情不好容易影响身体健康，我们要学会养心，慢慢地改变自己，不要急躁，要心平气和。保持乐观的心态，每天多笑一些，让愉快的情绪包围自己、感染别人。

第二，改变饮食习惯，做到科学合理饮食。养成良好的饮食习惯十分重要，饮食要多样化，不偏食、不挑食，不要长期食用高脂肪、高蛋白饮食，经常吃一些富含维生素和纤维素的新鲜蔬菜和水果，不吃辛辣、油腻的食物。

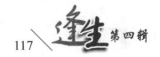

　　第三，坚持锻炼身体。只要是有氧运动，对患者来说都非常好，比如步行、快走、慢跑、打太极拳、跳健身舞等。锻炼要因人而异、量力而行，且要坚持不懈。我每天早晨都要出门步行一段时间，散步是一种简单而有效的锻炼方式。天大地大，都不如健康大。

（来源：内蒙古抗癌协会）

张佳地：

癌，一次猝不及防的相遇

编前按：

6年前，视教学为生命的张佳地老师不幸患了三阴性乳腺癌，不得不痛别讲台。与癌共处的这些年除了治疗医生，她最感激的就是母亲：刚被确诊时，身为医生的母亲有些慌乱，有些愕然，不愿相信，又有些自责……但是母亲没有多说什么，默默地带她开启了规范治疗的漫漫长路；治疗中母亲给她收拾住院的物品，陪她一起住院，在她发生严重的紫杉醇过敏反应时母亲及时发现救了她的命；康复期，不爱旅游的母亲陪她旅游散心；父亲突发急症不幸离世时，母亲强忍悲痛安慰她；母亲滞留国外还时刻牵挂着她。癌，虽然是一次猝不及防的相遇，但治病过程也是一种修炼。愿每一位乳腺癌患者都能战胜病魔，每天健康！愿每位平凡而伟大的母亲身体健康，每天开心！

生活是美好的，但总有美中不足。生活涉及事业、家庭、子女等方方面面，心怀美好，我投入其中，享受生活带给我的快乐。我以为可以长久地过这种快乐的生活，然而，美好只是生活的一部分，它的

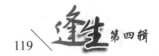

另一部分也在时刻等待着我们。

6年前的一天，我正在工作，左乳再次出现难以抑制的疼痛，其实在此之前的两三年，因反复疼痛我已经做了数次检查，但都未查到明显异常。为了缓解疼痛，我用手轻轻按摩，却摸到左腋下有个明显的包块。我立刻意识到可能大事不好了。国庆节放假后，乳腺增强MRI证实了我的猜测。术前穿刺结果为左乳浸润性癌，术后病理报告更是击碎了我最后的幻想，是基底细胞样乳腺癌，是最凶险的三阴性乳腺癌，而且Ki-67高表达，腋窝淋巴结已有转移。治疗结束后几个月查出有BRCA突变。我的命运因乳腺癌改写，视教学为生命的我，不得不痛别讲台。

而今已经迈入第6个年头，除了我的治疗医生，最让我感激的人莫过于我的母亲。当我被确诊时，身为医生的母亲有些慌乱，有些愕然，不愿相信，又有些自责……但是她没有多说什么，默默地带我开启了规范治疗的漫漫长路。因分子分型不好、Ki-67高表达，病理报告提示预后不好，负责治疗的主任也觉得棘手，安排了8期密集化疗方案。每期化疗都是住院5天，每隔1周都是母亲早早帮我收拾好住院的生活用品和行李，陪我一起去医院。每期进行化疗的晚上，年逾70的母亲都是靠在椅子上度过的。化疗期间我爱人一次都没有陪我在医院过夜，倒不是他不愿意，而是母亲心疼他每天上班辛苦，还经常出差，身体也不太好。

当化疗进入第5期，EC方案序贯到T时，我发生了严重的紫杉醇过敏反应。药物滴注还不到5分钟，我就突然头皮充血、心跳加速、呼吸困难，我向床边的母亲做手势救命，她立即冲到病房外大声喊来值班护士和医生及时进行了抢救。想想真是后怕，如果不是母亲有专业知识，再过几分钟喉头水肿就会危及我的生命。

2016年3月23日，我终于结束了一系列系统治疗。3月25日，我和妈妈坐着游轮去韩国济州岛看樱花。母亲并不是一个喜欢旅游的人，而且她双腿静脉曲张不宜远行，但是每次我提出让她陪我去散心，只要没有特殊情况，她都会答应。自我患癌后，我俩一起去过湖南张家界、浙江丽水、新疆北疆喀纳斯等地，还一起去了国外旅行，包括美国东西海岸等地。

2016年8月底，一向身体不错的老父亲突发急症，几天就过世了。父亲近40岁才有我这个女儿，我们父女感情很深，父亲对我的成长影响也很大，我深受打击，加上对自己的疾病充满了恐惧，一度非常悲观。这时强忍悲痛的母亲，会时不时拉我去家附近的大学校园散步，还鼓励我说事不过三，等我这次病康复了，后面一切就平平安安了。母亲这么说是因为我患过两次很严重的病：第一次是我5岁时发高烧合并病毒性心肌炎，医生下了病危通知；第二次是1998年我生完孩子3个月后，一次突发高烧后腿肿了半个多月，身体特别疲乏，被确诊为肾病综合征。当时听到母亲这番话时，我觉得她是在安慰我，只好苦笑。我家在市郊的某山脚下有一小畦地，由于家人长年各种忙碌，一直荒着。母亲硬是拉我去看，还说计划带着我去翻地开垦，在地里种上一些蔬菜和果树。当时我觉得很悲观、很凄凉，觉得这些和我有啥关系，还不知道我能不能活到树木开花结果的那一天呢……现在想想，性格内敛不是很会表达的母亲就是通过这些言行唤起了我对康复的信心和生活的热爱！

2017 年厄运再次降临我的家庭，已年近八旬的母亲不得不滞留国外，有家难回，担负起照顾遗孤的责任和担子。她本身有很多基础疾病，加上语言不通，我真是不放心。远在国外的母亲也时刻放心不下我，经常会关心我：最近有没有复查？结果怎样？吃饭睡觉正常吗？还提醒我妇科的预防性切除不要再拖了等。尤其是疫情期间，我们真是彼此牵挂。

母亲是我的救命恩人，也是我钻研医学的领路人。我患的是三阴性乳腺癌，目前还没有疗效显著的药物，她建议我采用一些提高免疫力的方法，虽然很前沿，但也有理有据。在她的带动之下，我学习了很多乳腺癌方面的医学知识，甚至青出于蓝而胜于蓝，还将这些知识无偿分享给众多病友，希望对他们能有所帮助。我每天都会发一些相关资料给母亲，期待她的点评和讨论，同时也希望她在寂寞时打发时间。感谢母亲对我的博大无私、不求回报的爱，感谢生活给予我的痛与考验！母亲教会我珍惜当下每一天和我所爱的每个人！

虽然康复已经迎来第 6 年，但我深知，与癌和平相处是一辈子的事。治病的过程，就是跨过一道道关隘，是一种修炼，是身体的修炼，也是精神的修炼。经过了这个修炼，我有了不折不挠的勇气，精神焕发。人的潜能是很大的，当我们于生死线上时，一种超越感油然而生。

我不太愿意用"抗癌"这个词语，觉得还是带瘤生存、与癌细胞和平相处更合适。在和乳腺癌共存的两千多个日子里，我有不少感悟，非常愿意分享给大家，无论您是癌症患者、患者家属、医护人员，还是健康人群；我愿每一位乳腺癌患者都能战胜病魔，每天健康；我愿每位平凡而伟大的母亲身体健康、每天开心！

后记：

母亲看后留言："文章看完了，写得很好，文采也佳。主要是很感人，真情实感，历历在目。你有这么真实的回忆，说明你已铭记于心。做父母的为子女做什么都是应该的、实心实意的、不求回报。看到你的内心表白，我就很欣慰了。"

（来源：江苏省肿瘤医院）

李阳：

向阳而生 逆光前行

编前按：

2019 年底，妻子因肺癌去世还不到 1 年，李阳突然发现自己不能吃硬的食物，但因忙于生计，一直拖到 2020 年 6 月什么都吃不进去了才去医院就诊，已是食管癌晚期。为了父母和孩子，他告诉自己不能退缩，要勇敢面对并接受治疗，于是他开始辗转多地求医，最初疗效不理想，后来在湖北省肿瘤医院胸部肿瘤放疗科一病区接受了食管癌姑息放疗，整体状况明显改善，他也开始了每月从江西到武汉的治疗之旅。因只能吃流食且食物入口之前还需要消毒和过滤，为了避免长途用餐不便，也为了在节省费用的同时能用自己的方式看世界，李阳将一辆三轮摩托车改装成吃穿住一应俱全的"房车"，每月独自开"房车"往返近 2000km，跨省就医。这样边旅游边看病，在旅途中他见证了很多美好的风景；在病房里他分享自己的抗癌经历，鼓励病友勇敢面对疾病、积极配合治疗；在某视频平台，他注册了"与肿瘤君言和"的账号，记录自己生病后治疗与生活的点滴。李阳希望自己的经历能够鼓励和他一样身处绝境的人，任何时候都不要放弃希望，无论多么艰难都要向阳而生、逆光而行。

"世界那么大，我想去看看！"开着"房车"，赏着沿途风景，用手机拍下沿途见闻，这听起来是件多么惬意的事情。然而，这背后的故事却并不轻松。

5月6日下午，湖北省肿瘤医院胸部肿瘤放疗科一病区的老患者李阳（化名）入院了，他一边熟练地办理入院手续，一边神采奕奕地跟我们分享这几天跨省"房车"游的经历，与他面带笑容讲述着自己一路所见所闻形成鲜明反差的是，眼前的他身形瘦弱，一顶棒球帽压得很低，厚厚的眼镜下隐约可见鼻饲管，面前这位开朗、乐观的讲述者，其实是位晚期食管癌患者。

今年41岁的李阳是湖北襄阳人，2002年结婚，2005年将家安在了江西。开始他在门窗店做学徒、打工，直到2016年，夫妻俩终于开了一家属于自己的店。几年小生意做下来，一家四口的小日子过得和睦温馨，眼看家里经济状况越来越有起色，没想到厄运连连袭来。

2018年底，妻子突然感觉胸痛，不停咳嗽，到医院一查竟然是肺癌晚期，癌细胞已全身扩散。李阳难过地回忆道："一切来得太突然了，那段时间，我不仅要照顾两个孩子的日常生活，去医院照顾妻子，晚上还要独自在店里加班赶工，孩子就在旁边睡觉。"后来妻子情况越来越糟糕，只过了3个月就遗憾地走了。而这时，大儿子刚读高一，小儿子才刚刚上幼儿园。为了抚养两个孩子和还妻子治病所借的钱，李阳不得不忍受着妻子病逝的巨大痛苦，继续经营着门窗店，独自撑起整个家。

然而，厄运并没有就此放过这个苦难的家庭，不到1年，灾难又一次降临！2019年底，李阳突然发现自己不能吃硬的食物，但当时生意很忙，一人撑起一家生计的他，也想多赚些钱，就一直拖着没去医院。直到最后什么食物都吃不进去了，才去医院检查，但已是食管癌晚期。

"我清楚地记得，那是 2020 年 6 月 20 日，命运再一次给了我当头一棒。"尽管症状已经有好几个月了，但李阳说，当拿到医生的诊断结果时，他心中一颤，当时是真的害怕了。"妻子离世后，老天连喘息的时间都不给我，我是家里的顶梁柱，我走了，这个家怎么撑下去呢？！"看着才 4 岁的小儿子天真可爱的脸庞，他慢慢调整，告诉自己不能退缩，要勇敢面对并接受治疗。"我一定要活下去！不然两个孩子该怎么活！"于是，他关掉了门窗店，将儿子托付给外婆，独自踏上了漫漫寻医之路。

他先后辗转江西、河南、广州等地治疗，因疗效不理想，抱着最后一线希望，于 2020 年 9 月底来到湖北省肿瘤医院胸部肿瘤放疗科一病区，10 月开始接受食管姑息放疗。放疗后 1 个月，食管局部的肿瘤明显缩小；放疗后 3 个月，整体状况明显改善。

"3 个鸡蛋羹下肚，真舒服啊！""100 天了，终于痛快地喝了两壶茶水。""整整 100 天，从河南林州 4 次放疗到广州无功而返，又一路奔波到湖北省肿瘤医院经过 25 次放疗，到现在终于能喝汤了，希望后面能越来越好！"在湖北省肿瘤医院的治疗进行到 100 天时，食管被打通可以吃流食的李阳，在许久未发动态的朋友圈里连发了 3 条动态，感叹能品尝食物的久违的美好。随着病情的进一步稳定和治疗初见成效，李阳也从最初的沮丧悲观逐渐转向乐观。

作为晚期食管癌留置鼻饲管患者，为避免跨省长途就医时的用餐不便，也为了在节省费用的同时能用自己的方式看一看这个世界，他自己动手将一辆三轮摩托车改装成吃穿住一应俱全的"房车"。开着这辆改装的"房车",他每月独自往返近 2000km 跨省就医。"一边看病一边骑着车沿路看看,心态放平,这也算是一种旅行吧!"

长途奔波本来就很累,为什么不选择坐车呢?原来,李阳每个月都要从江西来到武汉就医,单程就需要 10 个小时的转车与奔波,对于目前只能吃流食、食物入口之前还需要消毒和过滤的晚期食管癌患者来说,有着诸多不便。为此,李阳一直想自己驾车跨省就医,这样路上会方便很多。但没有轿车和房车怎么办?改装三轮车!几经考虑,他萌生了这个想法。

"将一辆陪伴我多年的电动三轮车,加了 5000 多元,换购了现在的这辆车。"李阳说,大约在 4 月底,他终于将自己的想法付诸行动。因为自己以前是名纱窗安装工,有制作门窗的功底,于是他自己设计图纸自己动手改装。"房车主体是钢板构造,木芯板隔开上下两层,上层睡觉,配置了充电设备,下层放置行李和做饭的锅碗瓢盆灶,各种设施用品一应俱全。改装的'卧室',刚好够我一个人休息,还挺舒服呢。"经过 2 天的改造,朋友只收了 800 元材料成本价,一辆三轮摩托就摇身一变,成了现在这辆吃住行一应俱全的"房车"。几天之后,李阳便开始了他的边旅行边看病的"房车"之旅。

尽管一路上"风餐露宿",但是也见证了不少的美好。"从江西出来的一路上,山区比较多,风光特别好。"李阳说,"车开在崭新的柏油路上,旁边的树木笔直,春夏之交满眼都是绿色,当时就想,真应该早点儿出来看看呀。"以前的李阳一直忙于讨生活,从没机会这样看看世界。

每次李阳一大早从江西出发，因为摩托车不能上高速，于是一路走国道、省道绕行，累了就找个地方歇一歇，自己给自己做顿"美食"。一路走走停停看看，一般于第二天下午或者第三天能到达武汉市外。有时"房车"停在路边还会引来不少人围观，知道他的经历后，大家都对这位命运多舛却坚强乐观的小伙儿竖起大拇指。他还将一路见闻拍下小视频发布到网上，收获了不少加油和点赞。

"很佩服你！从风雨中这一路走过来，都是独自在承受，一个人骑着三轮房车，反映的是一种心态，一种精气神，真的非常棒！"6月16日，在湖北省肿瘤医院胸部肿瘤放疗科一病区，主任肖创映一边与李阳交流着病情，一边频频给他竖起大拇指鼓劲儿，"现在治疗情况比我们预想的要好很多，后面我们继续一起努力！"

对于医患关系，李阳也有着自己的想法："一定要相信自己的医生，不管熟人还是陌生人，每个人都是有责任心的，都会尊重自己的职业。就好像我，虽然现在门店关了，还能每天接到制作门窗的电话。医生也是一样的，都会尽全力做好本职工作，为患者服务。"

2021年3月，他开始接受药物治疗和免疫治疗，已进行了2个周期。这次入院，他在医生的建议下，进行新一轮放疗。"哪天能吃进面条我就高兴了，只能看着别人吃，真的好痛苦。"李阳对这次放疗的效果满怀期待，能吃一碗自己下的面条，这就是他现在最大的心愿。

虽然生活拮据，但是李阳却总是一脸笑嘻嘻地自我安慰和鼓励："病已经得了，只能去面对，能动一天是一天，活在当下最重要，为了我的父母和两个儿子，我也要活下去。"他还总是在病房分享自己的抗癌经历，鼓励病友勇敢面对疾病，积极配合治疗。

在某视频平台，他注册了名为"与肿瘤君言和"的账号，记录自己生病后治疗与生活的点滴。走在医院附近的小食店，看到坐在路边狼吞虎咽吃盒饭的民工，他会羡慕不已地拍下小视频，"吃得挺嗨嘛，真羡慕，像我们农村吃酒席。"吃不了东西只能喝汤的他，也常常给自己冲袋咖啡，换换口味，他说："味道不错，生活还是有滋有味的！"

每次治疗完离开医院，他会像亲人一样，向在场的医护人员道别："回家咯，20天后再相见！再见，工作愉快！"他笑称医院差不多也是他半个家了。

面对癌症他也绝望过，但现在已经"与肿瘤君和解"。"既然人生走到这一步，就想开点！"李阳说。他很希望自己的经历能够鼓励和他一样身处绝境的人，任何时候都不要放弃希望，无论多么艰难都要向阳而生、逆光而行。就像现在的他，虽然身处癌症晚期，但他却一直心怀期待："我的商铺虽然暂时退掉了，但设备、材料和手艺都还在，哪天等身体好一些了，我随时准备'重出江湖'，重操旧业！"

（来源：湖北省肿瘤医院）

周振华：

一路有你，并不孤独

编前按：

2018 年 9 月底周振华被确诊为结外 NK/T 淋巴瘤，鼻型，他的人生就此改变了。他愤怒、痛哭、迷茫、无助，但生活还得继续，接受了医生的建议后，他选择到湖北省肿瘤医院淋巴瘤内科进行治疗。医生的微笑和温暖的话语使他又充满了希望；放化疗使他痛苦不堪，但护士长的谈心和开导使他暂时忘记了病痛；因病不得不转行，郁郁难解时，妻子的宽慰与支持使他内心无比激动。他觉得自己并不孤独，因为一直有人伴他同行。

"之前多亏有你照顾，真的很感谢啊！在接下来的日子，我会努力活下去的……"因不敢跟家里人说检查结果，我打通了公司经理的电话，努力平静地说完是恶性肿瘤这个结果后，还不忘补充几句安慰的话使他宽心。

那是 2018 年 9 月底的一天下午，我被确诊为结外 NK/T 淋巴瘤，鼻型。虽然在医院等待活检结果的那几天，我一直收到可能是恶性肿瘤的暗示，但是拿到报告的那一刻还是完全被击倒了，整个人瞬间瘫软无力，仿佛被判了死刑一样。我都忘了自己当时是怎么走到医院边上的宝通寺里的，在寺内怅然了许久。

公司经理听完结果也震惊了，不过他很快恢复过来，反复安慰我，让我一切以治疗为主，别的什么都不要考虑。我一直强作镇定，甚至还不时尝试插科打诨，想让这段对话不那么沉重。但当我听到经理说"别想那么多，你现在主要的是好好休息，调整好状态，配合医生治疗。我知道你这么年轻……"时，我一下子愤怒了，因为"年轻"这个词让我暴怒。我只有 36 岁，不抽烟不喝酒，每天都在认真地锻炼身体，在公司也是老好人，无论是谁的忙，能帮的我从来都不推脱……为什么是这样的结果？！情感的堤坝瞬间被愤怒冲溃，委屈的眼泪止不住地往下狂泻，有生以来从没有像那样哭过。

我就是这样一个人。1982 年，我出生在武汉市附近的一个普通的小县城，18 年后，我考入了武汉一个普通大学的本科。又过了 18 年，我在武汉有了一个普通的家庭。从小运气都一般，抽奖大多都是安慰奖，自认运气不太好，也不太差，只想一家人平静地生活下去，可没有想到，命运会给我安排这么一个剧本，我真的没办法接受！

哭过了，生活还得继续。我尝试与负责给我活检的耳鼻喉科主治医生沟通，希望了解更多与病情有关的信息，但她态度冰冷，让本已倍感无助的我更是心如死灰，得到的有用信息是"你的病比较特别，在淋巴瘤里面也是少数，建议你去湖北省肿瘤医院，他们更专业一些"。我听从了她的建议，转院到了湖北省肿瘤医院。

负责给我制订治疗方案的吴辉菁医生是湖北省肿瘤医院淋巴瘤内科的主任，梳着一头精干的齐肩短发，一眼就能让人感受到专业气场，而她那时刻挂在嘴边的微笑更是让人感到踏实和温暖。"没事的，你这是小 case！现在拿着这个单子，下楼去办住院，打几天针就好了！"似乎看到了我的消极和惶恐，她微笑着跟我说。她的话犹如一缕阳光拨开厚厚的阴云照射大地，瞬间让我内心充满了希望。在等待确诊结果的日子里，我曾查阅大量资料，对后续治疗过程也有了些了解，但是那一串串冰冷的数字，诸如"5 年生存率"等专业术语，看得越多，越是让人感到迷茫和无助。

治疗开始了，虽然有所准备，但化疗和放疗的副作用着实让人难以忍受。一支吉西他滨打下去，白细胞急剧下降，口干、眼干，半夜里起来上厕所，睁开眼睛时整个视野从中心慢慢展开的过程让我想到了几十年前的黑白电视机。用奥沙利铂忌冷，用第一支时还没感觉，第二支时天气转凉，风吹到哪里哪里就即刻麻木，接触过于冰凉的东西"可能导致心脏立即休克"。听说强效增白针打了很疼，头两天我没啥反应，正洋洋自得的时候就开始有反应了，从髋关节开始，胀痛慢慢向上爬满整个身体，那天晚上我也不知道自己是被疼晕的还是怎么昏睡过去的。

但与放疗相比，以上这些都是小儿科。开始的时候主治医生就告诫我："晚上睡觉的时候侧着睡，小心被鼻血呛着"。由于靶场在鼻腔，整个口腔和喉腔上部都受到了影响，这 3 个部位长满了溃疡，吞口水都会疼得泪流满面，哪怕只是动下舌头也会钻心一样疼。每天起来鼻腔里满是大血块，堵得人透不过气来，但把血块弄出来就会出血。床边上放着一个装水的盆，每天起床第一件事就是用血水和纸巾塞满它。

最痛苦的是放化疗同时进行的那段时间，嗅觉完全丧失，眼睛也非常怕光，耳朵里总感觉有东西，味觉也没有了，吃什么都"味同嚼蜡"。吃东西像受刑一样，更多的时候是含着有麻药作用的漱口水"苟延残喘"。更要命的是，随着放疗次数的增加，这些症状还在不停地加重。家人已因为我的遭遇承受了很多，所以我在他们面前一直装出若无其事的样子，努力不将痛苦表现出来，但内心却越来越堵，有很多次我都快忍不住要放弃了。

淋巴瘤内科的护士长王娅妮是个有着天使般笑容的女孩子，她把这些都看在眼里，虽然很忙，还是特意抽出时间来跟我谈心、开导我，得知我对办公软件的使用有一些心得后，甚至还邀请我一起看看她做的PPT。我认真地给她们讲我的办公心得，在这个专注的过程中，我短暂地忘记了自己的病痛。

如今，那段令人难忘的日子已经过去2年多了。虽然艰难地挺过了治疗，但我的人生却因此而改变了——我不得不转行，而年近40，转行这条路也是异常艰难，兜兜转转，至今也没有找到合适的工作。我很难接受这样的现实，但还是相信总会有一天能找到真正的出路，所以每天仍在努力求索。只是在夜深人静时，会写一些文字来缓解这郁郁的心情。一天晚上，妻子过来喊我休息，看到我正在写《一个中年男人从零开始的异界生活》的文章，从背后将我轻轻地抱住："老公，你不是从零开始，你不是还有我吗？！"我放下键盘，转过身去将她紧紧搂入怀中，内心无比激动。

这半辈子一路走来，蜿蜒曲折、磕磕绊绊，虽然如今又遭此磨难，

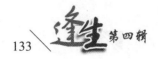

但我并不孤独，总是能得到朋友们无私的帮助，也有人一直伴我同行，我相信这里一定不是终点。为了爱我的人，还有我爱的人，无论接下来的路会怎样，我一定会努力地走下去！

（来源：湖北省肿瘤医院）

何雪：

雨后斜阳别样红

编前按：

何雪曾以为乳腺癌离自己很遥远，因此，3 年前当 29 岁的她面临乳腺癌的诊断时实在无法接受，她用自己的方式宣泄着内心的惊惧，逃避着无奈的现实，甚至无比期待医院打来"误诊"电话。然而她期待的并没有发生，在熬过了令人痛苦不堪的新辅助化疗后，她接受了手术治疗，手术很成功，她重获新生。何雪觉得疾病带给她伤痛的同时，也让她获得了新的成长。经历了癌症的洗礼，何雪犹如凤凰涅槃，又如雨后斜阳展现出令人炫目的别样红艳！

指缝太宽，时间太瘦，我的流年都去哪了呢？时光荏苒，转瞬之间，已过了 2 个年头。白白的墙壁、蓝蓝的窗帘、长长的走廊、来回穿梭的白衣天使们，都永远留在记忆里，成为一张张永恒的画面。2 年间发生了很多事，疾病改变了我的人生轨迹，却丰沛了我羸弱的生命。

3 年前的那个夏天，因同事的母亲进行乳腺癌手术，我第一次听见

"乳腺癌"这个词，有些惊骇。一度以为它离我很遥远，就像陈晓旭、姚贝娜一样只存在于报纸上、电视里。突然间想到自己年初曾在当地医院做过乳腺彩超，医生当时告知我有乳腺增生，因为不痛不痒，加上身边不少朋友都有乳腺增生，也就没予理会。3个月后，正值清明假期，学校放假，我和朋友去了趟天水市，在市医院检查乳腺时医生告诉我右侧乳房有个小结节，暂时无法判断，需要观察。当时并没有多想，朋友也说自己查出乳房肿块已经好几年了，正在服用中成药治疗。回家后，我也开始服用中成药，连续服了1年。听同事说着他母亲当时得病和治疗的情况，我顿时陷入了焦虑！也许是心理压力过大，就在端午节那几天，我感觉结节明显增大，还伴有剧烈的痛感。我开始有点害怕，自己偷偷上百度搜索……短短两天，我的右胳膊都感觉有点儿抬不起来了，于是决定去甘肃省肿瘤医院就诊。一路上，我依然心存侥幸，对即将面临的危机没有丝毫准备，竟天真地以为无非就是逗留几天，或许要服用药物。

2019年6月17日，我到了甘肃省肿瘤医院，杨院长为我查体后，让我到外面等待，把我丈夫叫了进去，我站在门口，看着熙熙攘攘的人群，大脑一片空白，眼前的一切在我眼前渐渐模糊了……约莫过了20分钟，丈夫从检查室走出来，他红着眼睛朝我的方向移动，神情很悲凄，我赶忙迎上去，他却把头扭到一边，不敢看我的眼睛，手中拿着写有初步诊断"乳腺恶性肿瘤？"字样的住院单，那一刻，我的世界轰然坍塌，来不及思考，也不知道说些什么，空气中充斥着无尽的恐惧，绝望中我看到死神向我狰狞大笑。

"我要死了，可我才29岁！"我的鼻子陡然一酸，瞬间泪如雨下……

命运对我竟如此残酷！短短两天，我就已经明确地知道自己已是将死之人！我在绝望的深渊里苦苦挣扎，想要抓住些什么，可是，我的手里除了被眼泪浸湿的纸巾，别无其他。突然想起了小时候，当"父母、孩子、家"这些字眼在脑海里一闪而过的时候，我再也控制不住自己的情绪，埋头痛哭起来……

我时常想，一个人到底要流多少眼泪、付出多大勇气，才能强撑着过完这尘世间的一生？17岁那年，我高考失利，选择了一所专科院校，那是我生命中无法弥补的缺憾。19岁那年，我的家被歹人砸毁，母亲被打成重伤，那是生命中无法抹掉的黑暗。走走停停，亦步亦趋，直到29岁，被查出乳腺癌，我才意识到曾经发生的这些事根本不值一提，都是无病呻吟。

我坐在医院的台阶上，心如槁木，对面的方形花坛里开着各色的花，患者们坐在花坛边的木质长椅上休息。我走了过去，在一条没人的椅子上躺了下去，我佝偻着身躯，枕着自己的手臂，抬头望着天空，太阳躲进了乌云里，可那束光线依然直逼人的眼，索性扭过头不去看，可那明晃晃的光依然在我眼前。眼泪涌出来，从一只眼睛淌过另一只眼睛，打湿了头发、手臂，湿透了活着的每一秒！长木椅被太阳炙烤得发烫，可我依然冷得发抖。我蜷缩在医院候诊的椅子上，四肢冰冷，湿透的袖子贴在臂上，我缩了缩手臂，依旧冰冷，好像坚冰将我包围！暮色渐起，周围死一般的沉寂！

接下来的几天里，我去黄河边、中山桥、公园，爬山、坐羊皮筏子，唯独没有去医院。我以自己的方式宣泄着内心的惊惧，逃避着无奈的现实，心里却无比期待，期待会有转机。不管何时何地，总会不自觉地看看手机，希望能接到医院的电话告诉我那是误诊！然而，并没有！我在无尽的煎熬中度过了 1 个星期，发觉这种游戏人生式的自我麻痹只能让我更加恐惧。我每天以泪洗面，无法再继续消耗我仅有的一点儿点生命。

翌日，丈夫带着我住进了医院，杨院长团队对我的病情进行了全面的检查、评估，临床诊断为乳腺癌 Ⅲb 期，根据这个分期，要先进行新辅助治疗，等肿瘤缩小、病情控制后再手术。这是根据我的病情制订的最合适的治疗方案。那天我签了字就开始接受化疗。化疗药的威力真大，化疗期间的痛苦难以言表。入口的食物像霜煞过的叶子，带着浓浓的药味，咽下去时喉咙里像有玻璃渣子，强忍着吃到胃里，一整天都翻江倒海……我无数次告诉自己——熬过去！熬过去就是重生！从春风桃李到秋雨梧桐，再到大雪纷飞，漫长而又倍受煎熬的化疗终于结束了！正如杨院长制订方案时所言，治病的过程无比艰辛，堪称二万五千里长征，尽管如此，他对我有信心！这番话，让挣扎在深渊里的我看到了光明，看到了生的希望！

2019 年 11 月 28 日，是我生命中永远值得纪念的日子。那天是星期三，天气晴朗，阳光温暖柔和，透过窗户，在雪白的被褥上洒下一道道光影，斑斑驳驳。主管医生告诉我，手术大概在 12 点开始。我在忐忑不安中度过了 3 个小时，被护士接到了手术室。护士让我不要紧张，我直言自己很害怕。待见到杨院长及他团队的医生，我的紧张情绪才得以缓解，他们告诉我："不要紧张，手术全程我们都在！和你一起战胜病魔！"迷迷糊糊中听到一个声音说："她好漂亮！""你不知道，当初她来的时候更漂亮，戴着帽子……"我知道这是我的主管医生的声音，我想说些什么，可是在麻醉剂的作用下，舌头僵硬，已说不出话来。

手术很成功，5 点 24 分，我被推出了手术室。

世事一场大梦！现在想起来，依然像是在梦里。如今的我，又重新回到了讲台上。蓝天白云，鸟语花香，这一切多么美好！一场病，让我通透了、顿悟了！是的，想要驱走黑暗，就必须把光带进来。我不再抱怨（世界那么大，为什么是我？），也不再纠结（失去了美丽，我要怎么活？），在残酷的事实面前，我学会了包容与接纳，选择和生命和解。

岁月无恙，我亦无所畏惧！疾病带给我伤痛的同时，让我获得了新的成长！凤凰涅槃，浴火重生也是别样的风景！带着在疼痛中新生的翅膀，踏上新的旅程！

（来源：甘肃省肿瘤医院）

陈丽：

最美的歌

编前按：

　　1996 年，陈丽一家精打细算地过着平静的日子，但 44 岁的陈丽发现自己的肚子越来越大，去医院一查发现是腹部包块伴腹水，后来她接受了手术治疗，术后诊断为卵巢子宫内膜样腺癌Ⅲ期。2 个疗程的化疗后，因身体上的极度不适和经济上的巨大压力，她放弃了治疗，此时亲情让她再次鼓起勇气，在重庆大学附属肿瘤医院妇科肿瘤中心进行了 4 个疗程的化疗后，她平稳度过了术后 5 年关卡，但第 6 年肿瘤复发了。陈丽又来到重庆市肿瘤医院妇科肿瘤中心，全科经过充分讨论和多学科联合会诊制订了详细的手术方案。2002 年 6 月 4 日，陈丽接受了二次减瘤术和小肠肿瘤切除术，术后化疗 6 个疗程的化疗后一直没有复发。陈丽说，25 年的抗癌路并不好走，但现在每天还能看见初升的太阳，她倍感幸运。生命如歌，活着就能唱出最美的旋律。

　　每个人心中都有一段最美的旋律，或为爱情，婉转流淌；或为友情，互诉衷肠；或为青春或为梦想；或为感恩或为信仰。今天要为大家讲述的故事就如一首温柔的乐曲，流入每一位妇科肿瘤病友的心中，因为它用了 25 年的时光细细吟唱。

时光回到 1996 年，故事的女主角叫陈丽（化名），那一年她 44 岁，全家从县城老家迁往重庆。她和丈夫打着零工，靠着微薄的收入赡养着老人，照顾着一双儿女。一家 6 口住在租来的两居室里。作为女主人的陈丽精打细算地安排着他们的小日子，一年添几身新衣，一月吃几次肉，都得精心打算。日子虽然清苦，但一家也算其乐融融。

但突如其来的疾病打破了他们平静的生活。陈丽无意间发现自己肚子越来越大，到附近医院一查，竟然是腹部包块伴腹水！医生建议手术探查，于是陈丽在重庆某三甲医院做了手术，术后诊断为卵巢子宫内膜样腺癌 Ⅲ 期，接着她接受了 2 个疗程的化疗，身体上的极度不适和经济上的巨大压力，让她犹豫和徘徊。一次她经过医生办公室，听见她的医生说："我的那个患者呀，家里实在太穷了，今后咹个办哟。"这句话无疑成为压垮她的最后一根稻草。她决定放弃治疗，听天由命。但亲情挽救了她！父母的哭诉、儿女的哀求、丈夫的陪伴使她再一次鼓起勇气，她慕名找到了当时重庆大学附属肿瘤医院妇科肿瘤中心的周琦教授，如实讲述了自己的家庭情况，并拿出了她所有的病历资料，问："我还能活吗？"周琦教授仔细听着她的讲述，目光温柔而坚定地凝视着陈丽，问："你还想活吗？"陈丽号啕大哭，哭出了长时间以来内心所有的痛苦、难过、恐惧与自责。她哭着说："想活！我才 44 岁呀，女儿还没出嫁，儿子还没工作，我的家不能散啊……"周琦教授把纸巾递给她，温柔地拍了拍她的手，安抚着陈丽的情绪，认真地说道："真正的医者永远不会把生命贴上富人和穷人的标签。只要患者自己不

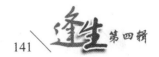

放弃，我们必定全力以赴地救治。"周琦教授的这一席话无疑是治疗陈丽心病的一剂特效药。

随后，陈丽四处筹集基本的医疗费用，办理了入院。完善检查后周琦教授带领医疗团队为她精心制订了治疗方案，4 个疗程的化疗后她进入门诊的定期随访中。1 年又 1 年，她为自己交上了满意的答卷。这几年，她亲手为女儿准备了嫁妆，得到了儿子工作后为她封的第一个红包，看到了小外孙呱呱坠地。她对重庆大学附属肿瘤医院妇科肿瘤中心的全体医护人员充满感激之情，感激他们从死神手里为她赢得了这些美好时光。

光阴荏苒，转眼到了 2002 年，这是陈丽确诊卵巢癌的第 6 个年头，她还在庆幸自己已闯过"危险"的 5 年关卡，逃离了病魔的掌控。但随后的一次复查彻底击碎了她的梦，各项检查提示高度怀疑卵巢癌复发。她再一次找到周琦教授，以"盆腔包块"收住入院。在周琦教授的建议下，陈丽决定手术治疗。术前全科进行了充分的讨论，并进行了多学科联合会诊，制订了详细的手术方案。2002 年 6 月 4 日，陈丽进行了卵巢子宫内膜样腺癌二次减瘤术、小肠肿瘤切除术、肠吻合术，术中见"结肠肝曲大网膜残端 5cm 大小结节，小肠可见肿瘤约 8cm 大小，距回盲部约 70cm 处术中可见腹腔粘连严重，病灶广泛。"因术前评估充足、手术医生手术精湛，手术成功切除了肠系膜、大网膜结节和小肠肿瘤，顺利减瘤。

在医护人员的精心照顾下，陈丽术后恢复良好，等待她的还有一场硬仗——化疗。营养的补充对于化疗患者是非常重要的，但陈丽对自己非常节俭，总是馒头、稀饭和咸菜，所以每次周琦教授查房总要问她吃什么，多问几次后，慢慢地她的饭盒里开始有了鸡蛋，柜子里也有了牛奶。第6个疗程化疗后，她出现了4度骨髓抑制并继发感染持续高热，于是住进了重症监护室。监护室的嘀嘀报警声，刺激着她的神经，每一次治疗的伤痛，都深深地刻在陈丽心里。控制感染、控制体温、骨髓抑制治疗期间的脊柱疼痛、高热时的寒战心悸、退热后的乏力不适……陈丽都挺了过来。因为一个信念支撑着她———定要活着！她一遍又一遍告诉自己："医生都没有放弃，我又怎么可以放弃呢？！"就这样，她再一次与死神擦肩而过。出院那天，她花了105元为妇科肿瘤中心做了一面锦旗，这105元已是她的所有了！看着这面红彤彤的锦旗，每个人都为之动容。

时光流转，陈丽按时复查，每年都会来参加医院的病友活动，她的脸庞总是带着平和的微笑，看到周琦教授和妇科肿瘤中心的老朋友们时她总是热情地走上前，握着手说不尽的感激。在2021年的重庆大学附属肿瘤医院妇科肿瘤中心的病友联谊会上，陈丽有一个小"任务"——讲讲自己治疗时和治疗后的感触。陈丽用最质朴的语言，讲述了她25年的抗癌故事。她说："从得知诊断时的无助到治疗时的痛苦，从复发时的绝望到结束治疗时的轻松。这一路跌跌撞撞，忐忑从未休止。回顾这一辈子，癌症跟随了我大半生，从最开始想战胜它到学会了与它和平共处，25年的抗癌路并不好走，但现在我每天还能看见初升的太阳，倍感幸运。我想告诉大家，首先要信任！信任你的医生，他们真的是为你好。第二是不要放弃！如果自己都放弃自己的生命，那谁还会珍惜我们？！第三就是想得开！每一天都要高兴。今年不知明年事，今天不忧明日愁，过好我们的每一天。你们看我，这一过就是一辈子。

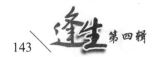

都说人生 70 古来稀，我已经很知足了。特别感激妇科肿瘤中心的全体医护人员，正是他们的治疗、护理、陪伴，才让我走过了不平凡的抗癌时光。这 25 年我也见证了医学的发展，看到了医护人员为病患所做的无数努力。除了感激还是感激。最后想说的是，生命如歌，活着就能唱出最美的旋律，加油！"

（来源：重庆大学附属肿瘤医院）

小白：

生如夏花

编前按：

　　小白是个坚强、善良、为别人着想的女孩，本文作者张医生是个全心全意救治患者的好医生，我们跟着张医生的讲述为小白患癌（她患的是少见的阴道腺癌）担忧不已，为她病情好转万分欣喜，为小白肿瘤复发而焦心，也为小白忍受换药换管的痛苦而心疼，为张医生他们一次次为小白找到新的治疗方法而振奋欢喜，也为小白身患癌症仍努力工作、积极捐献眼角膜而感动……小白患癌 5 年多了，期间辛酸不可胜数，但她能坦然面对自己本身就是一种成功，她的生命也如夏花一般绚烂。

　　很早之前我就想记录下小白的故事，也曾经想过"邀请"她写下自己的"抗癌"历程，因为作为一个"旁观者"，我没有办法完全体会到她的心情和感受。后来想想，小白甚至都没有一台电脑（可以用来打字）呢。所以征得小白的同意，我从一名医生的视角，和大家分享她的抗癌经历。

小白来自云南大理白族自治州（所以我暂且称她为"小白"）。具体地址我也不是很清楚，只大概知道每一次她从广州回家，需要坐高铁，然后转汽车，再走2个多小时的山路。有一段时间，她在网络上卖家里种的核桃，但是发货需要她母亲挑着核桃走几个小时的路到邮局邮寄，因成本太高只能作罢。后来小白就把家里种的无处销售的核桃，成箱成箱寄给了我。从箱子的外观，我大概可以想象她家乡的偏远。

2015年夏天，小白19岁，准备上大学读护理专业。也是那个时候，她发现自己身上长了个黄豆大小的肿物。当地门诊检查考虑是炎症，抗感染治疗了一段时间后没有好转，肿物还慢慢变大了。2016年初，因肿物已经开始影响她的正常生活，小白在家人的陪同下到了云南省昆明市的医院就诊，肿物活检病理结果是阴道腺癌。PET-CT检查提示肿瘤已经发生盆腔和腹股沟淋巴结转移。由于肿物的位置长在会阴，检查过程让小白十分难堪。除此之外，各种检查费用也不低，光是PET-CT检查费用就接近小白一家半年的收入。在医生的推荐下，小白的姐姐带着她来到了广州。

对几乎没有走出过云南大山的小白和姐姐来说，广州不但陌生，还充斥着各种未知的恐惧。租房、生活开销和一系列检查，几乎花光了小白家里的所有积蓄，最后她被诊断为"腺癌Ⅳ期"。为了给小白治病，姐姐在广州的郊区找了一份工作，在工厂里做流水线女工，两人的基本生活算是有了一点保障。

我第一次接触小白时，她已经开始接受化疗。给她做体检的时候，主诊教授喜悦之情溢于言表，反复说，化疗效果真好！5个疗程的化疗之后，小白的肿瘤明显缩小了。由于她当时只有20岁，经过全科讨论，并征得小白和家人的同意，我们决定保留她的生育功能，切除原发肿瘤的局部病灶和转移的淋巴结。手术很顺利，但是小白腹股沟区的手术切口却比一般人更加难愈合，需要经常到医院处理，也就是从那个时候开始，我俩有了很多病房之外的接触。小白和姐姐租的房子在广州郊区，每日往返于郊区和处于市中心的医院，不但需要很长时间，还使得手术切口非常疼痛。于是小白姐姐学会了换药。日复一日，切口从 3cm 缩小到 2cm，再到 1cm，最后终于完全长好，我们像完成了一项伟大的工程一样满足。

手术后小白又接受了几个疗程的化疗，复查影像学没有肿瘤。如果故事就在这里结束，该有多好。

遗憾的是，2017 年的夏天，肿瘤复发了，PET-CT 检查提示肿瘤出现了盆腔播散。我们决定给她做第二次手术（需要切除直肠，很有可能需要终身造瘘），但小白早已家徒四壁。她的老师、同学开始给她捐款，她也通过一些网络平台进行筹款。2 个月后，她出现了肠瘘，CT 检查还发现了肺转移。2017 年 12 月的某个周末，我正在参加学术会议，突然收到小白的信息，告诉我她准备回家了（不再治疗），想留多点时间陪伴自己的家人；同时希望可以捐献自己的眼角膜给需要的人。此时由于肠瘘和会阴皮肤破损，她时常疼到无法入睡。我立马把她的情况告诉了教授。于是 2018 年初，我们给她做了第二次手术，年仅 22 岁的她接受了肠造瘘和膀胱造瘘手术。这一次手术，刀口愈合时间更长。刚好遇上春节，我们组里的医生，在假期也都轮流给她换药、处理刀口。小白生性腼腆，不善表达，只是时常提着一袋袋零食到医生办公室来给我们吃。我们跟她说不要买，她也只是笑笑，说买多了，吃不完。对她来说，不可能出现"买多了零食"的情况。而内向的她，大概是找不到更好的表达感谢的方式了吧。

后续小白又接受了化疗。她对新的药物非常敏感，治疗一段时间后，肺部和盆腔的转移癌都消失了，只是盆底还有部分顽固的肿瘤残留。2018年底，经过慎重考虑，教授准备为她做一次"根治性"的手术——盆腔脏器廓清术。

盆腔脏器廓清术，通俗一点儿来说，就是把盆腔内的所有脏器都切除掉。对女性来说，盆腔内的脏器主要有部分大肠、女性生殖器官（子宫、输卵管和卵巢）、膀胱等。切除这些脏器后，还有尿路和肠道的重建和改道问题。从字面上，已经可以感受到手术的创伤性。除此之外，术中和术后各种并发症的发生风险也比一般的手术要高出很多。接受这样的手术，需要非常大的勇气和信心。而进行创伤性和风险如此之大的手术，目的只有一个——尽最大可能切除盆腔残留的肿瘤。所以，我们对手术的适应证把握得非常严格，尤其是对年轻的患者。

小白患的其实是一种很少见的恶性肿瘤，治疗方案可以说是完全的"个体化"。但她从没质疑过我们的判断和处理。对于第三次手术，我们也和小白做了多次讨论，最后小白决定还是"搏一把"，争取达到"根治"。所以，在小白23岁生日的前夕，她接受了第三次手术——盆腔脏器廓清术。术后的恢复虽然也很慢，但还好没有出现我们担心的并发症，手术切口愈合得很好，大家都松了一口气。那次手术为小白争取了1年相对平稳的时间。

接下来是一系列的化疗、靶向治疗，然后复发，再化疗、靶向治疗、免疫治疗、介入治疗等。虽然肿瘤不可避免地复发，还好新长出来的肿瘤在很长一段时间内，并没有给她带来生理上的疼痛。只是每一次复发，都将她"恢复正常生活"的梦想击得粉碎。头发掉了又长，长了又掉。多少次，她一个人边坐地铁边掉眼泪。而我只能尝试着鼓励她，有很多人，包括医生、护士，都是带着恶性肿瘤在"正常"地工作、"正常"地生活——我们是不是可以把肿瘤当成是和高血压、糖尿病一样的慢性病，学着与它和平相处？

小白的微信头像是一朵向日葵，我想她也是为了给自己打气，希望自己可以如夏花般绚烂。在最青春美好的年龄，小白却罹患肿瘤，但她极少在我面前诉说她的痛苦，相反她表现得异常坚韧。为了治病，在化疗的间期，她就到街上发传单，几元、几十元地存钱。手术的副作用导致她双腿水肿，站久了更是又胀又痛。每一次更换膀胱造瘘管，她都忍不住疼到掉眼泪（大部分长时间带膀胱造瘘管的人更换造瘘管不会疼痛，小白又是个例外）。有一次在地铁上，她的肠造口袋没有贴牢，掉到了地板上，想必她当时一定十分尴尬和痛苦。而这些，小白都未曾和我抱怨过，甚至还慢慢学会了自嘲。

因为工作调动，有很长一段时间，我都没有直接参与她的治疗，但还是让她每个月找我更换膀胱造瘘管。每一次更换她都非常疼痛。我咨询了泌尿外科医生，希望可以找到缓解疼痛的方法，也尝试过让其他医生为她更换造瘘管。哪知道换了一次，那位男医生就再也不干了——看着都很疼！所以，只有"心狠手辣"的我才能"下得了手"。而她担心我"下不了手"，总是竭尽全力忍受着，明明眼泪都憋出来了，还是不肯吭声。我俩慢慢习惯了每月都要见到彼此，聊聊她的家人、她的工作。

有一次和同事聊天说起小白，同事提到可以让她在我们医院做一些力所能及的工作，"顺便"挣点钱。虽然这份工作由于各种原因，持续的时间并不长，收入也不高。为了上班，小白每天五点多起床，带着前一天做好的饭，坐一个多小时的地铁，从郊区赶到医院。我觉得对还在化疗的她来说，应该很辛苦，然而小白不以为然，还非常满足。她上学的时候，需要走几个小时的山路去上学，回家一放下书包，就要去割猪草、干农活，相比之下，现在的"工作"已经很轻松。后来她告诉我，工作后她就开始存钱，准备留下给父母养老。

辗转着就到了 2021 年，又是夏天。距离小白第一次来广州，已经过去了 5 年多的时间。我不认为，只有"超过 N 年"才是"抗癌成功"的标志。面对自己的疾病，努力寻找解决的办法，是一种成功；和小白一样，坦然面对自己，也是一种成功。

2 个月前，还记得那天我值班，犹豫了很久，我还是拿起手机，拨通了小白的电话，说："你回家吧。"说完我几乎无法呼吸，停顿了好几秒，努力整理自己的情绪。电话那头，小白出奇地安静，只是默默地等我再次开口，平静地跟我说："好的，张医生。"很快她发来信息，再次提起捐献眼角膜的事情。我一人躲在值班室，泪流满面。她已经准备了很久，反而是我没有准备好。

也许我只是习惯了每个月的中下旬，准时收到她的信息，让我帮她换尿管。我曾经对自己的职业价值产生很深的怀疑，忽然收到一条信息"张医生，明天中午您有空吗？我想找您换尿管"，我就那样醒了过来：我要帮小白换尿管。小白还在努力地"和肿瘤和平相处"，我有什么理由不能和生活"和平相处"？

作为一名肿瘤科医生，我深知医学的局限性。只是，除了医学技术，"癌症"的治疗过程还有许多需要我们不断完善和改进的地方。我们治疗癌症，往往忽略了发现"癌前病变"和体检的重要性；我们治疗癌症，往往忽略了在出现"癌症"之前，重大疾病医疗保险的重要性；我们治疗癌症，往往忽略了普及癌症知识，让大众认识"癌症"真面目的重要性；我们治疗癌症，往往忽略了社会心理支持对癌症患者的重要性……

当然，随着人们意识的转变和社会的进步，我相信，会有越来越多的人，愿意为改善癌症患者的生活做出自己的贡献，针对癌症患者的社会支持体系也会越来越完善。

后记：

尊重小白的意愿，文中隐去她部分治疗费用的获得途径。她不希望帮助她的人有道德上的负担，小白觉得，"如果以后有经济困难的人都来找他们（帮助她的人），他们压力会很大"。

（来源：中山大学肿瘤防治中心）

李辉：

我与癌症

编前按：

　　2019 年下半年，65 岁的李辉感觉精神和体力不济，有时还会腹痛，但因为症状很快就过去了，就没当回事儿。2020 年春节过后，她开始出现疲倦、乏力的症状，还不思饮食，看见油腻的东西就恶心，去医院检查后确诊为结肠癌IV 期，已有多发转移。2020 年 9 月，李辉在北京医院切除了原发灶，随后采用靶向药物治疗。现已治疗 1 年多了，她身体各项指标都相对稳定，吃睡如常，体重也增加不少。经历癌症，她有很多体会：面对癌症来袭，要平静接受，要相信医生，要安心治疗，要积极配合，尤其是加强心理、膳食、锻炼方面的管理等。李辉认为将自己的这些抗癌经验分享给大家是件很有意义的事儿。

　　人一生中最大的考验，莫过于生死。对现在的大多数人来说，所谓生死，不过是意外和疾病哪一个先到来。2020 年的相关统计显示，年度新增癌症患者大约 425 万，我是其中之一。未得病时，我对"谈癌色变"没有切身感受，而患病后才发现得了癌症的我在别人眼中成了另类。

得病之前我一直退而未休，后来有了孙女，改为半工作状态，一边带她，一边还做着老年文化工作，主持读书会，为各种活动做策划案并参与其中，每一天都忙碌并快乐着。虽然我不是那种特别强壮的人，但真的几十年没进过医院。2019 的下半年，我觉得精神和体力不济，有时还会腹痛，但很快就过去了，也没当回事儿。2020 年春节过后，我开始出现疲倦、乏力的症状，还不思饮食，看见油腻的东西就恶心。去超市买菜，不过几百米的路，竟然双腿无力到走不回来，于是就去医院检查，看看是不是血糖或者肝脏出了什么问题，看到检查结果中肿瘤标志物的数值高达 1000 多，我就明白应该是癌症，马上去三甲医院做了更全面细致的检查，最后确诊为结肠癌Ⅳ期，已经出现多发肝转移、淋巴结转移，脾、肾都有占位，腹腔内还有积液。

我立刻写好遗嘱，安排了所有的身后事，包括角膜捐献（假如还能用）。还给上小学二年级的孙女写了一封长信，对她今后的成长表达了我的希冀和愿望。之后，我放下手头工作，拎包入住北京医院，开始治疗。

至今已治疗 1 年有余，结肠癌原发灶于 2020 年 9 月切除，转移到肝上和其他部位的"敌人们"在靶向药物的精准打击下，不是身影模糊就是呈萎缩状。每 2 周 1 次的检查结果显示身体各项指标都相对稳定，我吃睡如常，体重从去年确诊时的 47kg 增长到 57kg 左右。在 2021 年的 4 月初，我给自己买了一个小蛋糕，庆贺"年满" 1 周岁。

那么，说说我的抗癌体会吧。

首先，面对癌症来袭，要平静接受。了解自己的病情，知晓预后，配合医生的治疗，不把自己当特例。所有的恐慌、焦虑、委屈、害怕、哀哭、四处寻医又处处不信，只能带来负效应而毫无益处。

其次，要相信医生。因为他们是专业的，每位患者的治疗方案都是根据个人的具体情况制订的，至于疗效，要在治疗中观察。所有检查，无论影像还是数据都是及时跟踪病情，为医生做出正确判断提供依据。千万不要以自己的感觉去猜测，也不要把听来或者百度来的碎片化信息提供给医生。相信医生们多年的治疗经验，他们会做出正确判断。患者只需要清楚地描述治疗过程的感觉和反应，咨询自己不解的问题即可。按医嘱服药，不可随意更改。更不要在上网查询时对号入座。如果选择中医治疗，同样应该是这样的态度。

再次，要安心治疗。突然得病后，需立刻离开群体，放下一切，转向治疗，绝大多数人很难做到。我曾经遇到3位女病友，不一样的悲观：一个说，怎么是我得这种病？我没干过坏事啊；一个说，我得病以前生活多么丰富又愉快，朋友特别多，日子多么热闹等；第三位则总是悲哀无助的样子。我突然得知大病在身，从习惯的日常停顿下来，大约有一个星期的时间不知道干什么。冷静下来，先是退微信群，再是删除很久不联系甚至是一种偶然相遇状态下加的好友。如此，自然冷静，很容易安心。凡事都有两面性或者多面性，既然病了，只看好的一面就行了。把所有不良记忆和干扰全部删除，然后重启，积极参与到治疗当中。不需要再旁顾，把每一天都当作重生。

最后，还要积极配合。积极配合有两个方面：一是配合医生；二是认真管理自己的身体，心理、膳食、锻炼缺一不可。心理方面，指思想要单纯化。身边各种错综复杂的关系都可以抛去不管，有没有你，事物都是按它们的规律运行。美食也能让人愉悦。很多人因为治疗反应，没有食欲，也吃不下去，建议刷刷手机里的美食视频，看着制作美食，消化液不由自主地分泌，发现"总有一款适合你"。再有，看优美的舞蹈，听美妙的音乐，听相声，上喜马拉雅听书，有精力的时候和朋友小聚或者学一样新技能。总之，凡是能打开新知、增加生活情趣、让人笑出来的事都要做。膳食方面，癌症患者太需要吃得下了。只要不是刺激性大的食物，喜欢吃、吃下去比什么都好。建议根据自己的食量，尽量品种多样化。锻炼方面，无论什么情况都要锻炼：只要是能起床，就不要总是躺着；能下地走，就一定要求自己今天比昨天多两步；能外出，就要到外面散步，呼吸新鲜空气；能打八段锦或者太极拳，就要坚持每天一次。有位病友是长跑爱好者，患食管癌后即使在治疗中仍坚持每天跑 5km，现在已经大为好转。最初我也是从在屋里走 10 步开始，逐渐加上缓慢下蹲、八段锦，后来隔天走 4000 步左右。2021 年初，我参加了北京医院心肺康复训练，半年来身体素质大为改善。

此外，我感觉艾灸对我也有好处。每次输完液回家后，我都用艾灸宝（一种小型的可以放艾片加热的电器）灸一灸腹部，这样胃胀、恶心的症状会缓解很多。

治病之初，我经常想一个问题，我已经 60 多岁了，又得了这样的重病，既不能为社会尽力，也不能分担家庭的责任，治疗的费用也很高，那么，治疗和活着的意义是什么？现在，我觉得将我的治病经验、养生的经验分享给大家、传达给后人，是件很有意义的事儿。

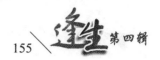

　　与发生意外相比，得了癌症尚有机会接受治疗，或能治愈，或带瘤生存，还有时间做该做的事情，已经很好了。癌症患者也有未来，活好每一个当下，绵绵不断就是未来。

（来源：北京医院）

老杨：
打破生存魔咒

编前按：

　　2018 年 3 月老杨被确诊为小细胞肺癌，当时小细胞肺癌患者生存期一般不超过 1 年，而老杨已经存活 38 个月了，这得益于他"有一股要拼命活着的劲儿"，也得益于他的积极乐观、愿意尝试新的疗法。老杨曾亲眼见到与他同样患小细胞肺癌的病友黯然离开，因此，他不愿意放过每一个求生的机会，于是一家人齐心努力，通过各种平台学习小细胞肺癌相关知识，在和病友的交流中也了解了一些癌症治疗的最新进展。知道小细胞肺癌还可以免疫治疗，老杨果断找到主治医师沟通，医生告诉他可以大胆尝试。当时国内还没有针对小细胞肺癌的免疫治疗药物，老杨克服重重困难，终于接受了化疗联合免疫治疗，没想到效果出乎意料的好，现在这一疗法已成为标准疗法。老杨准备继续跨 5 年大关，相信他一定会做到的，他已打破了小细胞肺癌的生存魔咒！

作为小细胞肺癌患者，老杨成功跨过 3 年，已存活了 38 个月。

　　2018 年 3 月 19 日，老杨早晨起来发现自己身体状态不是很好，痰中有血丝，体重也下降了。说不清的焦虑感涌上老杨的心头，持续的消瘦和痰中有血丝始终让他觉得不对劲儿，于是当天下午他找到消化内科医生查看胃镜报告，医生说老杨胃部问题不大，建议去拍个胸部 CT，没想到结果显示肺部有占位。老杨觉得医学术语太难懂，索性将片子拍了照片发给懂医的朋友，朋友看到后立马打电话让他快点去北京复查。这下老杨真的慌了，一刻也不敢耽误，马上北上就诊。隔天老杨被确诊为小细胞肺癌，拿到诊断报告的那一刻他的手都在颤抖。老杨这时才反应过来自己得了肺癌，他像个石头一样杵着，听见别人喊他没有心情也没有力气去回答，像行尸走肉一般。

　　住院处"胸外科肺癌中心"这几个大字，一直在提醒他得了癌症。郁闷难受，这是每一个刚被确诊为癌症的患者都会经历的内心感受。告知亲友自己得了癌症的那一刻，老杨的眼泪总是不自觉地哗哗流下，感觉全世界都崩塌了。傍晚回病房时，老杨恰好与妻子眼神对上了，他还没反应过来，就看到妻子笑着对他说："饿了吧？我带了你爱吃的。"这么平常的一句话，愣是让老杨没忍住哭了，心里骂自己："是啊，我是病了，但凭什么我病了还得让他们也活得这么难受？生病以后，家里的大小事都是妻子在打理，她忙前忙后的，从来没有说过我的不是……我的表现太混蛋了。"

　　住院时老杨认识了一个老乡，也是小细胞肺癌晚期患者，也许是惺惺相惜，两个人慢慢熟悉起来，平时也会有一搭无一搭地聊着。刚以为生活不那么残酷时，医生就把老乡的家属叫到办公室，委婉地劝他回家，脆弱的宁静就这样被打破了。送这个老乡离开时，老杨的情绪崩溃了，老乡是病友，但更是一起对抗病魔的战友啊，然而彼此却只能陪伴到这儿了。

翌日，医生为老杨安排了 6 个疗程的化疗，但仅做化疗无法让他放下心来，他想了解有没有更高效的治疗方法。战友的离开让他痛心，老杨不愿意放过每一个求生的机会。似乎是因为找到了奋斗的目标，老杨一家人齐心努力，通过各种平台学习小细胞肺癌相关知识，也在和病友的交流中了解了一些癌症治疗的最新进展。知道小细胞肺癌还可以免疫治疗，老杨果断地找到主治医师沟通，想着万一自己能做免疫治疗呢。当与医生进行了沟通后，医生告诉他可以大胆尝试时，老杨激动地从椅子上跳了起来。但用药还有许多困难，因为当时国内没有针对小细胞肺癌的免疫治疗药物。事情再一次陷入僵局。多方考虑下，第 4 次会诊时医生建议进行化疗联合免疫治疗，2018 年 7 月开始采用"阿替利珠单抗（T 药）＋卡铂＋依托泊苷"方案治疗，9 月复查结果显示肝转移消失、纵隔淋巴结明显缩小。不仅如此，治疗过程十分顺利，甚至连副作用都非常小，仿佛是为老杨量身打造的治疗方案。医生也很激动，高兴地说："奇迹出现了！简直不可思议！"。同年 10 月，老杨停掉化疗药物，使用单药阿替利珠单抗（T 药），病情持续稳定一直到现在。

好奇心驱使下，觅健还联系了老杨在北京医院肿瘤内科治疗的主任医师李琳教授。李教授对老杨的印象非常深刻，深刻感觉到老杨身上有一股劲儿，一股要拼命活着的劲儿。小细胞肺癌恶性程度非常高、预后也很差，当时这类患者的生存期不到 1 年，平均也就 10 个月而已。当时老杨很是沮丧，但同时他又是一个有韧性的人，渴望能够通过治疗把病情控制住，并在治疗后能够回归正常的工作和生活。但老杨再复查时发现淋巴结转移、肝转移，整体来讲已经是一个分期非常晚的小细胞肺癌，我们都不敢对他说预后的事儿。庆幸的是，老杨积极乐观，愿意尝试新的治疗方法，在充分沟通之后，采取了化疗＋免疫治疗的联合方案。2 个月后，我们在影像上惊喜地看到淋巴结缩小、病灶缩小，肝脏转移灶也都看不到了！治疗结果出乎意料的好，这套治疗方案后来也成了现在标准治疗方法。

李琳教授说："过去在数据有限的情况下，虽然没有 100% 的把握，但作为医生我们仍想去做更多努力为患者赢得更长的生存期，而且老杨也很配合，这样才能碰撞出这么好的结果。癌症患者都有个心理调适的过程，从不认可、不接受到逐渐认识，然后再去积极面对，老杨这点做得非常好，这对后续抗癌功不可没。我想对广大小细胞肺癌患者说，其实我们一直在努力，请不要轻易放弃！无论是我们的患者、家属，还是医生，都不要轻言放弃。多年来治疗小细胞肺癌只有一个标准的化疗方案，作为医生非常渴望出现新的治疗方法，现在免疫治疗给小细胞肺癌带来了曙光，加上我们医患之间能不断做治疗探索，必能取得更多的进步。"

老杨也表达了同样想法，认为相信医生就是给自己多个机会，同时对国内肺癌治疗发展速度感到有信心。他感慨万分地说："当年生病的时候，无药可用，我一度很灰心。但从 2019 年起免疫治疗药物陆续上市，阿替利珠单抗（T 药）在 2020 年上市，比起过去医疗资源丰富了许多。现在国内能使用免疫治疗药物，也就意味着越来越多的人能接受免疫治疗……真是太好了！"

感叹之余，作为抗癌的过来人，老杨说，就算现在状态没有问题，他也仍然关注着各种抗癌资讯，在病友交流群里学习新的知识，因为他知道，正确认识疾病才是抗癌的关键。趁这次采访的机会，老杨想为广大的病友喊话："一定要多交流！不论是跟病友、医生，还是亲友，有困难时他们都很愿意帮助你的，不要因为患癌就封闭自己的圈子。现在的社会碎片化信息太多，光靠自己很难获得足够的有效资讯，如果为此失去很多治疗机会，真的太可惜了！"他的话充满感慨。老杨认为自己是资讯共享的受益者，接受了很多人的帮助才有今天。现在的他也在很多病友群里做分享，主动与病友沟通，直面自己的过去，走上属于自己的抗癌修行之路。

听完他的抗癌过程，我按捺不住激动的心情，向老杨问道："能不能分享一下你在抗癌过程中一直坚持做的事儿？""主要是坚持运动，这抗癌的37个月，我每天早晚都会站桩半小时，打太极拳、练八宝桩，最近还加了上肢训练。保持良好的生活规律、良好的心态，把复查当成平常的体检，看淡每一天。"老杨大笑着说道。聊天过程中，老杨爽朗的笑声不断穿插其中。我想，对老杨而言，当初开心的事情应该是没有耐药，想着活一天算一天高兴一天。过了这么多年，现在他的心态更好了，觉得就算耐药出现也还有别的办法，因为现在医疗发展很快。

"从前的我，不了解癌症、害怕癌症；治疗期的我，积极治疗但不敢相信肺癌能成为一个慢性病，尤其是我这种恶性程度这么高的小细胞肺癌；现在，肺癌已经成了慢性病，不是沦为口号或专家观点的一句话，而是确确实实地发生在我的身上。"短短的一句话，就像是

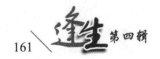

这几年情感的汇集，澎湃激昂。

　　还记得老杨曾在 2019 年的采访中说的："现在我的目标是，先过 2 年的关，然后是 3 年，再然后是 5 年，看能不能创造奇迹。"老杨做到了，这一次，他要跨过 5 年！

（来源：北京医院）

施德祥夫妻：

抗癌路上　风雨同舟

编前按：

　　退休后的施德祥夫妻正过着幸福美满的惬意生活，不料异变突生，两人都不幸患了癌症。2017年3月施德祥被查出了前列腺癌，术后6个月他身体还未完全恢复时，妻子被确诊为肺癌。抗癌路上，夫妻俩相互关爱、相互鼓励、风雨同舟、相濡以沫，一路前行。他们愿意把抗癌4年的感悟分享给大家：首先，要正确认识癌症，癌症不可怕，它是可控可治的；其次，乐观向上是癌症康复的良药；再者，参加社会活动能促进癌症的康复。

　　我和妻子原是南通风机厂的员工，退休后过着幸福美满的惬意生活。然而天有不测风云，癌症向我们伸出了魔掌。

　　2017年3月，我被查出了前列腺癌，需要手术切除。对于癌症，我并不陌生，但也不甚了解，觉得这是给自己判了死刑。对于死亡，我没有太多的恐惧，但心里舍不得、放不下的是与我朝夕相伴了近

40 年的妻子。入院前一天晚上，我把自己多年攒下的私房钱交给妻子，她满眼饱含泪水，不愿相信这个事实，久久不肯接受。面对此情此景，我心里也是百感交集，肝肠寸断。我对妻子说："如果我不在了，你今后要照顾好自己，好好保重！"妻子听完此话，突然抱住我失声地痛哭起来。手术后，妻子忙里忙外、端水送饭，无微不至地照顾着我。

术后 6 个月，在我身体还没有完全康复的时候，意外又发生了，妻子在检查中被发现"右肺尖部实性结节，磨玻璃结节"，真是"屋漏偏逢连夜雨，船破又遇顶头风"。南通市第一人民医院的心胸外科许主任告诉我："根据影像分析，应该是肺恶性肿瘤，需要马上住院手术。"这一消息犹如晴天霹雳，给了我很大打击，我在心里呼喊：老天怎么这样不公？我被病魔缠身，为什么连我的妻子都不肯放过啊？！我在心底问了无数次，就是不肯相信医生的诊断，我反复用手机在百度里搜寻肺结节不完全是癌的证据，想以此来证明这次的诊断结果就是一次误判。妻子在做了 10 天抗生素治疗后再次做了增强 CT，但结果显示肺部结节没有任何变化。这一结论像是在寒冬里给我从头浇了一盆冷水，浑身透凉透凉的。我拿着检查报告，心灰意冷，呆呆地站在那儿，两脚像灌了铅一样沉重得迈不开步。后来妻子接受了手术治疗。等妻子出院后，我们夫妻开始了互相照顾、互相支撑但没有目标只有失望的生活，心情倍感压抑！

有一天，我俩百无聊赖地看着电视，正好看到中央电视台综艺频道的《越战越勇》栏目，看到一位身患癌症并多次手术的大姐仍然顽强地在与病魔作斗争，听到她在电视里说："如果我只有 3 天活在这个世界上，我就笑着快快乐乐地活这 3 天。"她乐观的话语、心态及整个精神状态，给了我们很大的启示。现在我们都手术 4 年了，心态调整得越来越平和，对癌症的认识也不像当初那样狭隘了。抗癌路上我俩相互关爱、相互鼓励、风雨同舟、相濡以沫，一路前行。

回顾我们夫妻俩的患癌过程和抗癌经历，我们有很多共同的感悟和朋友们分享。

首先，要正确认识癌症，癌症不可怕，它是可控可治的。由于很多人平时对癌症缺乏了解，一旦患上癌症就觉得自己离生命终点不远了，惊恐万分。我妻子检查出肺癌时就很恐惧，好多天都流着眼泪唉声叹气，甚至食不知味，彻夜难眠。其实，这对癌症的治疗和康复都是极为有害的。癌症并不可怕，可怕的是自己对癌症不了解，从而对癌症治疗失去信心。随着国家医疗技术的发展和进步，许多尖端医疗技术和针对癌症的药物不断涌现，且已有许多药物进入了医保目录，这对我们癌症患者来说绝对是个福音。我们国家特有的中西医结合治疗能有效地增强患者的免疫力，减少患者的痛苦，延长患者的生存期，提高治愈率。我俩就是采用了中西医结合治疗，身体康复得很快，相关指标也很稳定。2021 年初，妻子经常头痛，我曾在抗癌科普知识介绍中看到肺癌容易转移至头部，因此我不敢怠慢，立即把妻子带到医院做了磁共振检查，幸运的是，最后确定了不是脑转移，只是颈椎病引起的头痛。

其次，乐观向上是癌症康复的良药。"人生自古多风浪"，就是说人的一生总会有一些艰难坎坷，注定不会一帆风顺。在逆境中，我们一定要勇敢地面对现实，保持良好的心态和乐观向上的精神状态，才能更好地康复。开始，我们刚患癌时，都感到天要塌了，不知还能在这个世界上活多久，心情很是悲观，但在其他癌友的启示下，我们逐渐振作起来。特别是在南通市癌友康复协会举办的新会员培训班上，很多癌友用切身的体会讲述了自己乐观生活后康复和治愈的经历，有的已20多年没有复发，这使我俩悟出了一个道理：悲观是活一天，乐观也是活一天，乐观的心情不仅能提高人的免疫力，也有利于癌症的康复和痊愈。

最后，参加社会活动能促进癌症康复。参加社会活动能开阔视野，陶冶情操，传播正能量，让人心情舒畅，以开心感、幸福感、成就感来冲淡和忘却身处逆境和患癌的不幸，起到促进癌症康复的作用。我俩经常参加各自爱好的社会活动。我参加了老年大学的书法班、唱歌班和老年合唱团，2021年在纪念中国共产党建党100周年的活动中，我先后参加了南通市癌友康复协会组织的书画比赛、征文比赛等多项活动，并获得了书法、征文竞赛的优秀奖，南通瑞慈肿瘤医院还把我和其他癌友的书画作品装裱好挂在医院大楼内，以激励其他癌症患者抗癌的信心。2021年七一前夕，我被协会评为优秀共产党员。我参加了南通西洋桥社区、龙湖佳苑社区、万达广场等多个单位邀请的大合唱、小组唱及现场书法表演活动，以表达自己对党的热爱和忠诚。2021年5月，我被西洋桥社区党委下属的第三支部推选为支部书记。我乐于参加社会活动，为大家服务。妻子喜欢跳舞，我经常陪着她参加社区的舞会，这样既陶冶了情操，得到了身心的愉悦和欢乐，也锻炼了身体，促进了癌症的康复和痊愈。

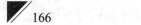

人的生命是有限的，对于我们癌症患者来说，无论寿命长短，只要珍惜每一天的幸福生活，活得开开心心就足够了！朋友们，加油！

（来源：南通市癌友康复协会）

张聆烨：

生命以痛吻我，我却报之以歌

编前按：

　　2012 年，24 岁的张聆烨刚刚大学毕业走进职场就不幸患了乳腺癌，当时她不明白为什么自己这么年轻就患了癌，4 年后当对侧乳腺癌发生时她才知道原因——她被查出有 BRCA-1 基因突变，也是因为同样的原因她的妈妈 36 岁时被确诊为乳腺癌。经历手术、放疗，张聆烨决定要活出自己的精彩，她觉得只有这样才能对得起她受的苦。她自学化妆，把自己和别人都打扮得美美的；加入南通市癌友康复协会抱团取暖、参加活动，生活变得丰富多彩；热衷于公益，把自己的故事融入歌声里，用歌声鼓励病友们，教他们走出阴霾、重新燃起对生活的希望，鼓励他们重新振作、重拾对生命的信心。张聆烨的经历真正诠释了"生命以痛吻我，我却报之以歌"这句话。

　　钱锺书先生在《围城》中说过："成年人的生活，总是不容易的。"一开始我认为自己似乎格外幸运：顺利地考上心仪的大学，顺利地完成了 4 年的学业，顺利地走进职场开启我的另一段人生……殊不知，厄运正悄悄降临。

永远忘不了 2012 年的 11 月 5 日，那天醒来时我已经被推出手术室，安排进了病房，看见所有人都在抹眼泪，我的胸前也被紧紧缠上了纱布，这一刻我明白了自己的人生是要被改写了。"小姑娘多大了？""小姑娘结婚了吧？""这么年轻啊？可惜了！"24 岁，刚刚大学毕业找到工作，还未结婚，怎么就跟乳腺癌扯上关系了呢？其实，这个病对于我来说并不陌生，因为我的妈妈 36 岁时就患了这个病。只是当时我不明白为什么自己这么年轻就患了乳腺癌，直到 4 年后我对侧乳腺也发现癌变时才找到了答案——基因检测结果显示我有 BRCA-1 基因突变，双侧乳腺癌及三阴性乳腺癌也找到了解释，看来我与乳腺癌并不算偶遇。

常言道"既来之，则安之"。既然我没有办法改变，那何不豁达一些、从容一些、坦然一些。回顾这 10 年，印象最深的是 2013 年在上海复旦大学附属肿瘤医院做放疗的时候，因没有床位，当时只能在门诊做放疗。放疗不那么难受，我也就没有让家人陪同，而是一个人在上海亲戚家住着。复旦大学附属肿瘤医院的放疗科是 24 小时上班的，因为要接受放疗的患者实在太多了，有两天把我安排在了晚上 10 点，这就意味着放疗结束后我不能坐地铁回亲戚家了，于是我就在放疗室外面走廊的长椅上凑合了两夜。半夜的走廊很阴冷，也很吓人，我蜷缩在角落，反复地问自己：为什么我会如此？我的人生就该如此吗？不，我不甘心！一边擦掉眼泪一边跟自己说："不管未来如何，治好后我一定要活出自己的精彩！这样才能对得起我所受的苦！"

治疗结束后，我回到了原来的工作岗位。在很长一段时间里，我都觉得自己是不美的，是有缺陷的，所以有些自卑，于是自学了化妆，每天都把自己打扮得美美的，脸上保持着微笑，这让我看着更自信、更有魅力。现在，我的兼职之一就是跟妆师，我很热爱这份职业，每当把别人打扮得美美的，别人给予我肯定赞赏的时候，我内心无比喜悦。我不仅能把自己变美，还能把美带给更多的人，我觉得这是一种人生价值的体现。

　　除了化妆，我还有个爱好——唱歌。4 年前，一次很偶然的机会，我在电视上了解到南通也有个大型癌症康复组织——南通市癌友康复协会。想着同病相怜的人在这个特殊的组织能够抱团取暖是一件非常幸福的事儿，于是之后癌友康复协会的每一次活动都有我的身影，我的生活变得丰富多彩。

　　"有时你渴望能有一盏灯，把前方的路照亮也温暖夜的冷，无眠的辗转泪水沾湿了枕，喧哗的世界只剩我一人……抬起头再踏上那段征程，一次一次告诉自己是战神！" 2020 年，为上海若初医助平台录制主题曲《若初的笑容》时，我怀孕 5 个月。因为心存感恩，这些年我一直热衷于公益，我把自己的故事融入歌曲中，用微笑感染每一位病友，教他们走出阴霾，重新燃起对生活的希望，鼓励他们重新振作、重拾对生命的信心。

　　我想带着我的孩子一起见证生命的顽强与美好，告诉我的孩子一切都是那么的来之不易，同样也告诉身边的每一个人：谁也不知道明天跟意外哪个先到，生命是脆弱的但又是坚强的，好好珍惜当下，让每时每刻的生活都变得美妙无比……

（来源：南通市癌友康复协会）

王荣：

妻子的爱助他重生

编前按：

　　1983 年，刚 29 岁的王荣患了"股骨颈恶性肿瘤"，这么多年妻子曹萍一直陪在他身边，是他坚强的后盾。初患肿瘤时妻子正怀着孕，当家人小心地建议是否不要孩子时，王荣很无助，而妻子坚定地让他安心治疗，悉心照顾他；出院后，王荣在妻子的协助下开始康复锻炼，用拐杖练习一条腿走路；妻子没把他当癌症患者和残疾人，许多家务事都放手让王荣去做；2008 年汶川大地震后，王荣去帮助刚成为残疾人的伤员时，妻子一直陪着他；当王荣去医院帮助同样患癌刚截肢的病友时，妻子与他一起为病友买拐杖、教病友怎么使用，还为病友做可口的饭菜；王荣爱上冬泳时，妻子虽然担心，但看到他身体状况、精神面貌有了明显改善，只是经常提醒他注意安全，冬天默默地把装有红糖姜水的保温杯放进王荣的包里……现在王荣仍然坚持每天拄着双拐到嘉陵江游泳，默默无闻地做公益，站在他背后的依然是妻子，虽然岁月已经抹去了她的灿烂，头发也有些斑白，但她一直对王荣不离不弃。是妻子的爱，助他康复，助他重生！

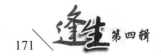

1983 年，才满 29 岁的王荣不幸患上了"股骨颈恶性肿瘤"，医生告诉他，唯一的办法是截肢、化疗，才有可能保住命。而此时，妻子曹萍正孕育着他们爱情的结晶。这种肿瘤极易转移，预后也不是很好，当医生的姑姑代表家人在王荣的病床边小心地建议：是不是不要孩子啦？

王荣无助地望着妻子曹萍，妻子坚定地告诉王荣，你只管安心治疗，其他什么都不要考虑。从此妻子没有在病床前流一滴眼泪，悉心照顾着王荣，从不叫一声苦。在妻子、朋友和同事们的关心鼓励下，王荣终于擦干了眼泪，接受了截肢这个残酷的现实，并与妻子约定：一定要勇敢地活下去，一定要看着孩子出生！

出院后，王荣渴望尽早回归常人的生活，但经历了手术及化疗，他很虚弱。在妻子的协助下，他以顽强的毅力开始了康复锻炼，学习用拐杖和一条腿行走。重庆出门就是爬坡上坎，王荣摔倒了又爬起来，经过艰苦的努力，他很快做到了生活自理。

半年后，王荣如愿以偿回到了原来的车间工作。在妻子和朋友们的鼓励下，他逐渐克服心理上的阴影，再次拿起心爱的萨克斯，同厂乐队的伙伴们一起登台演出，积极参加厂里组织的各项活动，大家都说王荣又活回来了。1 年后，王荣加入了中国共产党并被评为优秀共产党员。2002 年，王荣加入了重庆市癌症康复会。康复会里的活动丰富多彩，会员们面对病魔时顽强乐观的精神也使王荣备受鼓舞。他暗下决心，要与病友们一起在抗癌之旅中做出成绩。

王荣在结束治疗后的漫长岁月里，他贤惠漂亮的妻子没把他当癌症患者、残疾人，她了解自强不息的丈夫那股子倔强劲儿，许多家务事也放手让王荣去做，王荣和朋友开玩笑地说："她是把我当一个'好人'在用。"那时家中经济不宽裕，儿子读书需要钱，妻子退休后仍在外打工补贴家用，平时的家务活儿都落到了王荣身上。每逢休息时，王荣就陪妻子一起逛商场购物或散步，这是他们夫妻间最惬意、最浪漫的事儿。

王荣参加康复会组织的文艺演出、郊游登山、大型健步走等各项活动，并讲述自己的抗癌经历，传递正能量。他与担惊受怕的新会员们"话疗"传授抗癌经验，帮助他们增强信心战胜病魔，还接受电视台的邀请参加抗癌科普节目，王荣说这是自己义不容辞的责任。

2008年5月12日汶川地震后，王荣得知部分伤员转到了重庆，因自身的经历和感受，他敏锐地意识到那些刚刚成为残疾人的伤员现在除了治疗肉体的伤病，更需要尽快修复精神上的创伤，振作起精神、看到生活的希望！王荣和妻子买了慰问品先后去了陆军军医大学西南医院和重庆市肿瘤医院（现为重庆大学附属肿瘤医院），看望了北川中学右腿截肢的小杨、右手臂截肢的小袁和失去左下肢的绵阳东汽中学高三一班的小王。当听小杨的父亲谈到酷爱篮球运动的儿子情绪低落时，王荣以自身的经历开导小杨，少了一条腿照样可以参加适合自己的运动。失去右上肢的小袁担心自己没了右手不能写字学习，王荣用身边残疾人的真实事例鼓励他练习左手写字，并鼓励他以后一样会有光明的前程。在看望失去一条腿的女学生小王时，王荣提醒她不要依赖轮椅，告诉她如何使用拐杖和初学走路时的注意事项，鼓励她加强锻炼。如果她现在就站起来练习走路，以后也会和自己一样能够游泳。小王同学乐观坚强，当年就考上了重庆的一所大学，王荣还去学校看望了她。2015 年小王邀请王荣参加了她的婚礼，现在小王不仅有了幸福的家庭，还有了自己的事业，她高兴地告诉王叔叔自己也学会了游泳。看着这些曾经迷茫的孩子脸上露出久违的笑容并开始了新的生活，王荣和妻子感到非常欣慰。

一天，王荣得知重庆大学附属肿瘤医院里有位来自农村的 20 岁姑娘小刘得了同他一样的病，刚截肢，整天哭，不吃不喝，谁劝也没用，手术效果不好，病情较危重。第二天，王荣和妻子一起来到姑娘的病床前，耐心与之沟通，得知眼前这位一条腿的叔叔和自己患的是同样的病，且已这么多年，她情绪渐渐稳定下来。在王荣夫妻俩的开导下，小刘终于露出了笑容，陪伴她的妈妈和姐姐说，已经好长时间没见她笑过了。从那以后，王荣和妻子经常去看小刘，还买了拐杖给她送去，教她怎么使用。见她化疗反应大，吃不下东西，王荣的妻子还为她做了可口的饭菜。每次小刘从老家来化疗、复查，以及后来安装假肢，王荣夫妻俩都陪着……小刘现在早已自食其力，结婚生子，他们每年都能吃到小刘寄来的她家自产的蜂蜜。

一次偶然的机会，王荣爱上了冬泳。刚开始妻子有些担心，说："你一条腿怎么行？"反对他参加这项运动。跟着丈夫去江边看了几次，她慢慢放心了，特别是一段时间后王荣的身体状况、精神面貌有了明显改善，她就完全不担心了，只是经常提醒他注意安全，冬天默默地把装有红糖姜水的保温杯放进王荣的包里。有了妻子的支持，王荣犹如插上了理想的翅膀，担任金沙冬泳队队长 15 年，还参加市区级运动会游泳比赛，取得了 9 金 2 银 1 铜的好成绩。2015 年，王荣参加了重庆市首届国际登高楼大赛，挂拐仅用 30 分钟就登上了号称西部第一高楼的环球金融中心 73 层。2016 年 1 月 24 日，王荣获得中央电视台体育频道 2015 体坛风云人物年度 10 个奖项之一的"大众体育精神奖"提名奖，同年重庆市癌症康复会授予他抗癌"特级英雄"的称号。2017 年，在"悦享健康 家满幸福"全国感动优秀故事征集活动中，王荣被中国抗癌协会康复分会评为全国抗癌明星。

现在，王荣仍然坚持每天拄着双拐到嘉陵江游泳，默默无闻地做公益，站在他背后的依然是妻子，虽然岁月已经抹去了她的灿烂，头发也有些斑白，但她一直对王荣不离不弃，真爱如是！

（来源：重庆大学附属肿瘤医院）

食管癌患者：

爱来癌去 爱能创造奇迹

编前按：

2007 年，作者的妈妈因吃饭时胸骨后疼痛去医院检查被确诊为食管癌，一家人震惊又难过，对母亲隐瞒了真实病情。作者和其他家人带着妈妈去河南省肿瘤医院进行了手术和化疗，在陈小兵教授及其医疗团队的细心帮助下，妈妈的身体逐渐好转。不料半年后妈妈声音嘶哑、锁骨上淋巴结肿大，经陈小兵教授看诊后做了放疗。现在 14 年过去了，作者一家其乐融融，妈妈除了锻炼身体，还带孩子、做饭、做家务，忙碌并快乐着，十分充实。正是因为有了家人之爱、医护人员之爱，作者的妈妈才能够顺利康复，战胜癌症，创造奇迹。

2021 年 7 月 6 号下午，一个来自河南省肿瘤医院的随访电话，一下子就把我的思绪拉回到十几年前。

那是 2007 年初春，我的妈妈由于吃饭时胸骨后疼痛去县医院做了检查，结果竟然是食管癌。当时我正在忙工作，接到小舅的电话就如同晴天霹雳，我不敢相信这样的病会发生在善良、孝顺、勤劳、乐观的妈妈身上。我马不停蹄地赶回老家，第二天就带妈妈去了洛阳的大医院做进一步检查，几天后的结果和县医院的结果一致。当我把这个结果告诉爸爸和两个妹妹时，空气一下子凝固了，大家把目光都投向了我，爸爸虽然面无表情，但心中一定是比谁都难受，我们决定对妈妈隐瞒真实病情，并开始寻医问药。

当时我刚上班没几年，家里的积蓄加起来也就 5 万元左右，但我们还是决定不惜一切为妈妈治病。我们先筛选医院，最后选择了河南省肿瘤医院，由此认识了陈小兵教授。从此，我们家和妈妈的命运开始改变。

陈教授非常热心地给我们介绍了河南省肿瘤医院胸外科享受国务院特殊津贴的专家许金良教授，并于当天办理了住院手续，开始进行术前的各项检查，这期间我们兄妹 3 人一直陪在妈妈身边，生怕她知道自己的病情有精神负担。手术前一天晚上我彻夜未眠，想着这么长时间以来大家一直在妈妈面前强作镇静、轻描淡写，但内心却是五味杂陈，只有夜深人静时才敢偷偷落泪。

5 月 7 日早上 9 点，当妈妈被推进手术室的那一刻，我的心理防线彻底崩塌，眼泪像断了线的珠子一样流下来，两个妹妹跑过来抱着我泣不成声，小舅和爸爸也在一旁转过头抹着眼泪。我知道，这是因为撑得太累瞬间放下而流的眼泪，是替妈妈无知无畏而流的眼泪，是对妈妈隐瞒病情深深愧疚而流的眼泪，也是为了妈妈能获得新生而流的眼泪，但更多的是为妈妈担心和心痛而流的眼泪。4 个多小时的手术对我们来说尤其漫长，每一分钟都是煎熬，终于手术室的门开了，浑身上下插满了各种管子的妈妈被推出来，医生说手术非常成功，希望我们之后好好配合治疗。

康复是一个漫长的过程，饮食和起居都需要十分精心。由于经济压力，也为了给妈妈买点营养品，开始化疗后我们就办理了出院手续，每周骑车带着妈妈从北环租住的房子去医院门诊做化疗，这样坚持了大半年，无论风霜雪雨还是烈日当头，从来没有间断过。其间陈小兵教授给我们提供了很多治疗建议，还经常给我们普及抗癌知识，帮我们树立抗癌的信心。在陈小兵教授、张玉洁护士长及医疗团队的悉心帮助下，妈妈的病情一天天好转。

天不遂人愿，半年后妈妈声音嘶哑，锁骨也出现了鸡蛋大小的淋巴结。陈小兵教授看诊后，开具了新一轮的放射治疗。妈妈老是在念叨："不会赚钱就会花钱，等我好一点一定好好锻炼身体！"以后每天早上 5 点钟，妈妈就起床外出晨练，我们都知道她是强撑着的，但妈妈就是一个要强的人，从不认输。从那时起，广场就多了一个蹩手蹩脚练习太极拳的老太太。

2008 年，妈妈逐渐康复，我和两个妹妹也都结了婚，可以说这一年我们家是四喜临门。

如今 14 年过去了，妈妈早已康复，每年例行检查，虽然看起来瘦弱却非常健康。我和两个妹妹 3 家共有了 7 个小孩，对妈妈来说是子孙满堂、其乐融融，妈妈除了锻炼身体，还带孩子、做饭、做家务，忙碌并快乐着，十分充实。

我的事业也有了很大起色。我从 2013 年开始创业，开了一家机电公司，专业从事中央空调的销售工作，公司也由创业初期的 3 个人到现在的 60 余人，发展成日立中央空调郑州和安阳两个地区的代理，拥有最专业的设计、施工、安装和服务团队，每年为 1000 多个家庭送服务。

我一直相信爱能创造奇迹，更知道"受人滴水之恩，定当涌泉相报"。感谢一路走来支持和帮助过我的人，更感谢我生命中的恩人陈小兵教授。

爱，的确能创造奇迹，爱是人的精神所投射出的正能量，是一种发自内心的情感。上到爱国家，下到爱家人、爱朋友、爱自己，不仅癌症患者，我们每个人都要学会爱人与被爱。正是因为有了这些爱，我们的生活才能这么美好；也正是因为有了这些爱，我们才能创造出奇迹！

（来源：河南省肿瘤医院）

直肠癌患者：

三个相信是康复之道

编前按：

88 岁的作者是从事水利工作的高级工程师，17 年前他不幸患了直肠癌。在经历了最初的无法接受后，他调整心态，积极配合医生治疗：先进行了手术，又经历了 6 个疗程的化疗，在医生的精心治疗及亲人、朋友、同事的关心鼓励下，他越来越无畏无惧、乐观开朗。他觉得在康复中相信科学、相信医生、相信自己十分重要。科学发展日新月异，癌症总有被攻克的那一天；相信医生，医生比任何人都想要治好自己的患者；相信自己会逐渐好起来的。相信是一种力量，也是一种信仰，有信仰就有航向，就会克服困难，坚定地向着目标前进。

　　我今年 88 岁了，退休前是一位从事水利工作的高级工程师。我这一生，心态淡泊，遇事不爱计较，性格温和，从未和同事、邻居红过脸。日常饮食以食素为主，身体虽然不很强壮，但很少生病。

　　可人食五谷杂粮，哪有不得病的？2004 年，我 71 岁时就生了一场病。那年，我时常感到肚子不舒服，在单位例行体检中，我希望医生为我做一下肛门指检，但未能如愿。到了夏天，我出现了便血症状，起初认为是痔疮，并没在意，只是轻描淡写地对妻子提了一句。她建议我去医院做检查，但我想再观察一下。这样，拖了2个月，便血又发生了两三次。国庆节后，我在家人的陪伴下来到河南省人民医院做肠镜检查，结果很糟糕，竟然是直肠癌。看到家人既悲伤又紧张的神色，我告诫自己要镇静，于是故作轻松地说："既然如此，我们就去肿瘤医院吧，治疗更对口。"

我睡眠一向很好，可在河南省肿瘤医院普外科等待做手术期间，我常常失眠，想了很多。起初我想：我这一辈子没有做过坏事，没有对不起别人，也没有不良嗜好，怎么会摊上这个倒霉的病，要挨上一刀？思来想去，逐渐理清了思绪：人生总要经历一些磨难，多活几年，少活几年，都是正常的；同病魔战斗，就如同打仗，怕也没用。我必须积极配合医生治疗，争取最好的结果。想通这些道理以后，心情一下子轻松了许多。

因肿瘤部位离肛门只有四五厘米，普外科韩广森主任和李智主任为我做了直肠癌造瘘根治手术，手术很成功，术后病理未发现淋巴结转移。由于年纪偏大，体质较弱，术后我恢复缓慢，时常有发烧现象。一些病友在手术后不久就出院了，但我却住院1个多月。家属分成两班，昼夜护理。妻子除了参与护理之外，还精心做一日三餐，担任我的营养师。我在医院结识了许多病友，大家经常聊天，缓解压力。

术后，我需要做6个疗程的化疗。因我身体十分虚弱，家人担心我吃不消，但我却很乐观。化疗期间，家人担心的情况并没有发生，我既没有掉头发，也没有出现呕吐的症状，只是体重减轻了10kg。期

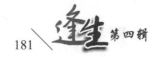

间，妻子根据医生的指导，在饮食上变换花样，想方设法给我补充营养，领导、同事、同学、老乡、邻居纷纷前来看望，在精神上给予我支持。

化疗结束后，我遵医嘱定期到医院检查。河南省肿瘤医院内科陈小兵主任，普外科韩广森主任、李智主任，河南省人民医院消化内科李修岭主任等都曾为我精心检查。尤其令我感动的是，陈小兵主任还到我家进行家访，给予专业医疗指导。除了身患肿瘤，我还患有心脏病、下肢静脉瓣膜关闭不全等疾病，陈主任也分别给出医疗建议，并帮助我寻找专科医生进行治疗。他们都是妙手仁心的好医生，每每想到这些，我总是既敬佩又感激。在众多医生的精心治疗下，在亲人、朋友、同事的关心和鼓励下，我越来越不惧令人生畏的癌细胞，每天都保持开朗乐观的心态。

这场病使我反思了一些事情。比如我意识到自己的饮食结构不太合理，平日我虽不暴饮暴食，但偏食挑食，基本不吃肉，蔬菜也吃得很少。生病后，我意识到合理膳食的重要性。几十年形成的生活习惯虽然不好改，但我强迫自己一点点改变。在家人的督促下，我逐渐调整了饮食结构，每天荤素搭配，并吃一些干果和水果，力求做到营养均衡。

我自幼喜欢体育，上学时是校篮球队队员，司职后卫。退休后，我就参加了老年门球队。患病后，我一度中断了体育运动，化疗结束后，身体渐渐康复，我浑身又有了劲儿，重新回到队友中间。门球这项运动规则简单、轻松有趣，可以激发脑力、促进身心，非常适合老年人。平日里我和队友一起训练，间或参加比赛，大家一起切磋技艺，说说笑笑，我感到生活又充实起来。我感谢这项运动，它不仅使我的身体强壮，而且使我的心态更加积极向上。

患病后，我曾对众人多次提起我的两个愿望："第一个愿望，我想看一看 2008 年北京奥运会；第二个愿望，我想看一看南水北调工程竣工通水。"2008 年 8 月，北京成功举办第 29 届奥运会，我国选手共获得 51 枚金牌、21 枚银牌、28 枚铜牌，奖牌总数 100 枚。每每在电视上看到升国旗的画面，我就十分激动。2013 年 11 月 15 日，南水北调东线工程山东段正式通水。2014 年 12 月，长 1432 千米、历时 11 年建设的南水北调中线工程正式通水，长江水流进北京。我们郑州的百姓，也喝上了甘甜的丹江水。十几年过去了，我的两个愿望早已实现。后来，我又有了第三个愿望：希望孙辈健康成长、积极向上，都能如愿考上心仪的大学。2021 年，我的第三个愿望也实现了。

2004 年做手术至今，已过去 17 个年头。目前，我的身体状况良好，除了行动迟缓外，其他一切还算正常。值得一提的是，2008 年，我 75 岁时，坐飞机长途旅行，到美国生活了 1 年。

现代医学的迅速发展使癌症已不再是"不治之症"。经过规范和周密的综合治疗，一些癌症已能治愈，患者完全可以像正常人一样生活。只要早诊断和早治疗，大多数癌症患者是可以康复的。

人的一生，有顺境有逆境，有坦途有坎坷。对待病魔，首先不要被它吓倒，其次要积极治疗，最后要有明确的人生目标和乐观豁达的心态。有了这三点，再加上科学合理的饮食结构、良好规律的生活习惯、有益身心的体育锻炼，你会发现，病魔并没有想象中那么凶险，它会在不知不觉中悄悄溜出你的身体。

总结康复经历，我觉得相信科学、相信医生、相信自己十分重要。相信科学发展日新月异，癌症总有被攻克的那一天；相信医生，医生

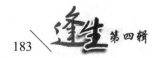

比任何人都想要治好自己的患者；相信自己会逐渐好起来的。相信是一种力量，也是一种信仰，有信仰就有航向，就会克服困难，就会坚定地向着目标前进。

（来源：河南省肿瘤医院）

消化道肿瘤患者：

医患携手　共克癌瘤

编前按：

　　本文作者是消化道肿瘤患者，患病前他一直以为自己特别健康，不注意养生保健，暴饮暴食、抽烟酗酒，体重近100kg。患病之初他以为是拉肚子，拖了一段时间才就医，直到2014年5月才接受手术治疗，术后1个月转入河南省肿瘤医院消化内科开始化疗，在这里陈小兵主任及其团队把他从痛苦绝望的深渊拉了出来：当他因为过胖手术刀口脂肪液化时，陈小兵主任联系外科医生会诊，定期观察处理刀口，使其得以快速愈合；化疗副作用严重时，陈主任为他想办法，还积极为他联系所需药物；心理压力难以承受时，也是陈主任的耐心讲解让他对疾病有了全面正确的认识，陈主任组织已经康复的患者现身说法，帮助他树立战胜病魔的信心、鼓起重新面对生活的勇气；主治医生陈贝贝时刻关注作者的病情，细心做好相关记录并根据病情采取相应的措施……作者对医护人员感激、尊敬，并积极配合治疗。2021年是他出院后的第7年，复查结果一切正常。爱的力量是伟大的，医患携手，才能共克癌魔。

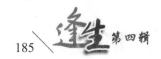

　　已经有好多天没有更新我的公众号了，因为这段时间我又去郑州做复查了。这次复查距我出院已经7年了，检查结果一切正常。入院几天，见到了熟悉的面孔，心里感到无比亲切，不禁回想起我在这里化疗的日日夜夜。

　　生病前我一直以为自己身体特别好，从来没有因病住过院，也没有打过针、输过液，连药也很少吃。正因为这样，我从没想过自己会患病，更不注意养生保健，暴饮暴食、抽烟酗酒，体重近100kg。

　　开始我还以为是拉肚子，挺几天就会过去，没想到后来症状严重了，就去县里的医院看病，医生让我住院治疗，我还说医生大惊小怪，拉个肚子也让住院。拖了1个多月，2014年5月我实在坚持不住了，才在河南省人民医院接受了手术治疗。术后1个月转入河南省肿瘤医院消化内科开始化疗。

　　在这里，我有幸遇见了陈小兵主任、陈贝贝医生和消化内科的许多护士和医院的工作人员。他们严谨的工作作风和一切为患者着想的工作态度令人尊敬，高超的医术和对待患者无微不至的关怀令人感动。是他们把我从痛苦绝望的深渊拉了出来，帮助我重新鼓起生活的勇气，还我一个正常健康的体魄。

　　由于我比较胖，手术后刀口脂肪液化，一直没长好。陈小兵主任积极为我联系外科医生会诊，定期来病房观察、处理刀口，为我消毒、换药，使其得以快速愈合。开始化疗时，他结合我的病情和实际情况，合理调整我的化疗方案，尽量减少化疗副作用。我在整个化疗期间都没有掉头发。其实，入院前我为了防止脱发还特意给自己剃了光头。但在化疗进入第3个疗程的时候，我还是出现了恶心、厌食、浑身乏力、口腔溃烂等症状，走路不到 10 米就得停下休息，每一次呼吸都痛。陈小兵主任针对我的情况积极想办法，医院缺少我需要的药物，他就积极为我联系院外其他药店，直到购买到我需要的药品。主治医生陈贝贝在我住院化疗期间，时刻关注我的病情，对于我的化疗效果和身体的细微反应，都细心做好医疗记录，并根据病情采取了相应的治疗措施。科室里的护士也在我住院期间给予我很大的照顾。他们认真负责、精益求精、关心体贴患者，给我留下了深刻的印象。

相较身体上的痛苦，心理上的压力更让患病者难以承受。我刚开始接受化疗时，心理压力很大，无法面对这样的现实，总在想：我为什么摊上这样倒霉的事情？治疗的效果会怎么样？我以后还能不能彻底康复？我甚至想到了死亡。这时候，是陈小兵主任带我走出了阴霾。他每天查房时都会耐心地给我讲解病情、所采取的治疗方法、治疗过程和在治疗中应注意的事项，让我对我的病情有一个全面正确的认识，以便积极配合治疗。他还经常组织一些已经康复的患者来医院给我们讲解、传授康复方法，让我们知道了正确的生活、饮食习惯和锻炼技巧，帮助我们树立了战胜病魔的信心，鼓起重新面对生活的勇气。

转眼间我已经出院 7 年了。经过这次磨难，我对生命和健康有了更深刻的认识。同时，河南省肿瘤医院消化内科的全体医护人员使我对医生这个行业也有了新的认识。在医患关系如此紧张的今天，仍然有这样的一群人，他们严格坚守自己的职业操守，以一颗仁爱之心为广大患者服务，用他们毕生的心血捍卫白衣天使这个神圣的职业。尽管有时他们不被人理解，但他们依然无怨无悔地守护着广大患者的生命健康。他们是值得我们尊敬和信赖的人，理应受到全社会的尊重和

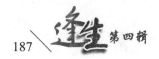

认可。

　　爱，让人心情愉悦，使我们树立信心、鼓起勇气、战胜疾病。我们还要对身体里的每一个细胞都施以爱，甚至可以把癌细胞当成是调皮的孩子，只要有爱，相信它们会变好的。所以，我们要学会放下焦虑、拾起开心，放下自责、拾起爱心。爱的力量是伟大的，医患携手，定能共克癌魔。

（来源：河南省肿瘤医院）

朱勇：

一位勇者的慈航人生

编前按：

　　朱勇是浙江省慈航抗癌基金会的常务副理事长，这个基金会的宗旨是"以慈悲的情怀做公益，助力抗击癌症"，并在微信公众号里建立了"抗癌英雄谱"，目前已有近 500 位抗癌英雄入谱，而朱勇是基金会英雄谱里的第一位抗癌英雄。1996 年 4 月 23 日，朱勇在他 34 岁生日这天被确诊为国内首例 IgE 型多发性骨髓瘤，但很快他在痛苦中冷静下来，积极配合医生治疗。不料 5 年后肿瘤发生了多处扩散。他前后做了 21 次放疗、7 个疗程的化疗，还接受了自体干细胞移植及连续 8 年的中药调理，越活越勇，越活越自信，越活越有精神。结缘慈航，他是抗癌英雄队列中的领头人；情系奥运，他带领大家拿起运动的武器向病魔挑战，倡导"生命奥运"。朱勇开启了勇者的慈航人生。

　　朱勇是浙江省慈航抗癌基金会的常务副理事长，他"心慈貌勇"，名如其人。慈航抗癌基金会的宗旨是"以慈悲的情怀做公益，助力抗击癌症"，并在微信公众号里建立了"抗癌英雄谱"。朱勇的足迹遍

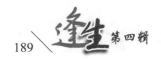

布大半个浙江省，2019 年时已有 200 多位抗癌英雄入谱。抗癌英雄们不折不挠、直面劫难，敢与"死神"拼搏，他们的抗癌经历和精神鼓舞着众多癌症患者努力康复、携手抗癌、义无反顾地前行。

朱勇是个乐天派，感染力极强，与他在一起就会充满正能量。他要求深入挖掘抗癌英雄与众不同的生动事迹，以本人口述、录像、书面材料为基础，再由专职人员帮助修改后审定入谱。他办事果断利落，效率很高，且粗中有细，慈悲为怀。当他在采访中得知基金会中有位会员和女儿都患有癌症，仅靠丈夫的一点儿微薄收入过日子，就想方设法为这个家庭解决困难。他说："一次捐款解决不了他们的根本问题，得想个长久之计，让她女儿上学有保障。"他说到做到，再次来到新昌时找到母女俩面谈，为她们解决了实际问题。新昌县第 32 位抗癌英雄是增补入谱的，但朱勇半年后再来新昌也没忘记给他带来荣誉证书和纪念品，这让老先生很是感动。

如今抗癌英雄谱已采集 480 多篇。有人问朱勇，满 500 篇以后还会继续吗？他说一天不根除癌症，我们就一天不停止采集抗癌英雄事迹的步伐。

朱勇是真正的勇者，也是慈航抗癌基金会英雄谱里的第一位抗癌英雄。1996 年 4 月 23 日，他 34 岁生日这天，被确诊为国内首例 IgE 型多发性骨髓瘤（编者注：多发性骨髓瘤按血清中单克隆免疫球蛋白的种类可分为 8 个类型，IgE 型是其中一种，属于罕见类型）。检查发现他第 4 节腰椎粉碎性骨折，椎骨已被肿瘤细胞"蛀空"。有报道说这一类癌症的生存期只有 2~6 个月。人人都害怕失去生命，但是面对死神，最有力的反击是活好每一天。他在确诊结论刺眼、刺心而现实又刺骨的痛苦中冷静下来，鼓足勇气，调整心态，把生活的重心放到抗癌上。

他想：治病是医生的事情，我要专心做好自己，一定要做到"生命以痛吻我，我却报之以歌"。他积极配合治疗，照常做好自己的工作。2001年5月19日，当他抗癌5年时，复查后又被告知肿瘤细胞已多处扩散，他再一次与死神狭路相逢。他前后做了21次放疗、7个疗程的化疗，还接受了自体干细胞移植及连续8年的中药调理。"狭路相逢，勇者胜"，他是越活越勇，越活越自信，越活越有精神，死神对他无可奈何。就这样，他走过了传奇般的25年。

2017年3月，他结缘浙江省慈航抗癌基金会这个平台，开始了更有意义的多彩人生。他想做个"摆渡人"，让更多的癌友脱离苦海，安康地抵达幸福的彼岸。他是抗癌英雄队列中的领头人，他身后的队伍越来越长。他感同身受，总问自己：癌症患者承受心理与生理的双重打击，作为过来人，我能为这些人做点什么？鼓励、信心、精神，他要以自身的抗癌经历告诉这些人，一个人的精气神是战胜病魔的根本保证。朱勇希望自己的抗癌经历能够激励更多病友，希望千千万万抗癌英雄都能够留下闪光的足迹。

朱勇机缘巧合遇到慈航，奉献一腔热忱，开始别样人生，这是他人生的幸运。而他对运动的爱好，却是多年的习惯。他对奥运更是情有独钟，患病使他的生命与奥运维系得更紧密。2001年，在他尽全力和死神拼搏时，恰巧也是北京申奥成功之时。他想：我一定要看看在北京举办的奥运会。这成了他活下去的梦想和目标。

2022年冬奥会在北京举办，看冬奥、观亚运又成了他在慈航的一个工作重心。在他的策划下，慈航抗癌基金会与浙江省癌症康复会适时发起了"生命奥运"抗癌健身运动——游泳和八段锦。2019 年深秋，全省首届八段锦集训开班，让更多的患者见识了运动健将朱勇的真水平，他练八段锦认真刻苦，课余还坚持游泳。别人都怕水冷，他说自己最爱冬泳，并且已有 13 年的冬泳史。他还从 2017 年起参加宁波梅山湾全程 13.5 千米海上游泳马拉松，可谓是名副其实的游泳健将。谁能想象，椎骨曾被癌细胞"蛀空"的他竟然还是杭州铁人三项运动协会的副会长！铁人三项的高强度训练，把他真正炼成了一个铁人。

生命在于运动，拿起运动的武器，向病魔挑战，癌症患者把生命与运动联系得更紧密。"生命奥运"的理念一经慈航抗癌基金会倡导，就与全省癌症患者发生同频共振，引起全省康复协会的同念、同行。健身、气功、八段锦在新昌火热地开展起来，不仅康复协会的会员在练习，老年人体育协会还将其列入 2021 年重点运动项目。

运动虽不能直接治病，但它有益康复，朱勇自身就是一个很好的例证。据统计，浙江省各地癌症康复协会会员的生存率高达 90% 以上，其数据背后少不了慈航抗癌基金会与浙江省癌症康复会倡导的"生命奥运"的贡献。

做慈善，需要爱心，更需要勇气。朱勇将自己的爱心与勇气连接，传输给更多的病友。

（来源：浙江省肿瘤医院）

梁春霞：

面朝孩子 春暖花开

编前按：

　　梁春霞是位小学教师，2004 年 1 月，28 岁的她患了胃弥漫性大 B 细胞淋巴瘤，接受了全胃切除手术，术后经历了一次次痛苦的骨髓穿刺和化疗，体重下降到极限，头发大把大把地脱落。绝望中她感受到了亲人、朋友、同事、学生及学生家长们的爱，带着这些爱的鼓励和祝福，她积极配合治疗，以最好的心态面对现实，最终用爱创造了生命奇迹。她回到了校园，回到了她热爱的工作岗位，三尺讲台是她战胜病魔的力量源泉，孩子们的笑脸是驱散她心理阴影的阳光。面朝孩子，她看到的是春暖花开。

　　2004 年 1 月 1 日，元旦佳节，却是我生命中最黑暗的日子。年仅 28 岁的我，患了弥漫性大 B 细胞淋巴瘤，发现时已是 II 期。这个噩耗犹如晴天霹雳让我崩溃，我从幸福的天堂一下子跌入了人生的低谷。我 28 岁的人生才开了一个头，难道就要这样满怀遗憾地带着痛苦离开这个世界？我真舍不得！舍不得离开这个美好的世界，舍不得离开我的家人，舍不得离开我的朋友，舍不得离开我那三尺讲台，更舍不得离开班中60多个充满求知渴望的孩子们……我多么希望这只是一个梦，醒来后就会平安无事。但是现实是无情的，更是残酷的。

伤心到最后是欲哭无泪，我想就让我一个人承担所有的痛苦和悲伤吧。我做了最坏的打算，让我少一些对家人的内疚，安心离开这个世界……于是我强打精神，独自去了学校，坚持完成孩子们素质报告单上的教师评语。流着泪在教室的黑板上给他们留言：老师有事要离开一段时间，希望孩子们好好听新老师的话，安心复习，争取期末考出好成绩！然后向学校领导请了假，回到家中。

我用从没有过的冷静，收拾衣物和生活必须用品，打点好住院的一切准备，揉了揉无力的双腿，擦干眼泪，走进了医院。唯一的信念就是：我要活下去，活下去！

与病魔作斗争的过程无比艰辛和痛苦。先是手术，因为肿瘤过大，做了全胃切除。后来又经历一次次痛苦的骨髓穿刺和化疗，我的体重下降到了31kg，只剩皮包骨。望着因化疗脱落的大把大把的乌黑长发，我感觉自己微弱的生命如同发丝，正在一点一点地消失……

在绝望中，我偶尔看到一篇文章竟然说癌症能给患者带来礼物。我惊呆了。礼物？这令人生畏的不治之症，怎么可能给人带来礼物呢？于是在整个治疗过程中，我处处留意，做了很多数字统计记录。这一统计竟然改变了我的整个人生观。

数字10确切地说是手术后在我身体上留下的伤疤数。从此我的身体少了1个器官——胃。这意味着我终生不能像正常人一样尽情享受美食，不过也切除了肿瘤，给我的生命增添了希望。

数字 5% 是我接受化疗后的 2 年生存率。只要度过危险期，我就可能生存 5 年甚至更长的时间。

数字 14 是我接受化疗后头发凋落的天数。也就是在那天，我忍痛去理发室剃光了头发，头真正成为不毛之地。为此我整整伤心了一个星期。

数字 22 是某一次接受治疗输液时，因为静脉萎缩，护士为给我找一处合适的静脉注射点所做尝试的次数。看着我手上、脚上密密麻麻的针眼，妈妈一边用热水袋给我热敷，一边心疼得偷偷流下了眼泪。

数字 100 是我每一次化疗冲击疗法中必须口服的强的松的颗数。吃药对一般的患者或许不是难事，但对我这个刚接受了全胃切除手术连喝口水都小心翼翼不能畅饮的人来说，困难可想而知。

数字 500 是某次化疗后白细胞的数量。因为白细胞计数太低，医生给我打了很多支升白针。我高烧近 40℃，在无菌室一个人待了整整 2 天。

很多时候，我觉得上述的这些数字并不是我生命中最重要的，或者说我并不愿意它们成为我生命中最重要的数字。我生命中最重要的数字是：

数字 5 代表 5 个与我同病房的病友，我们没有年龄、地区之分，治疗期间有福同享、有难同当、互相鼓励，一起抗击病魔。

数字 7 是我因为化疗头发脱落后，闺蜜给爱美的我买的各式各样帽子的顶数。她让我一天戴一顶，开心一点，忘掉忧伤，一切从头开始。

数字 10 是手术期间学校领导在百忙中来医院看望我的次数。

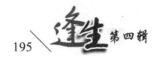

数字 66 是到我家的楼梯台阶数，妈妈和亲朋好友背着我忙上忙下，不知走了多少次 66。

数字 1000 是班中小朋友为祝我身体早日康复，利用休息时间为我折的千纸鹤的数量。

数字 13 000 是学校同事自发为我捐款的数额和写满祝福的卡片张数。

……

突如其来的变故和巨大打击，曾一度使我非常绝望，我也曾打算放弃生命，是学校的领导、同事伸出了援助之手，是学生和家长给予了我爱的力量，使我燃起重生的希望。我忘不了年迈的妈妈守在病床前不离不弃的照顾；忘不了在我人生低谷，陪我一起走过的同事和好友；忘不了那些让我心存感激的电话、短信、鼓励和帮助……拥有了这么多，我可以自豪地说："有谁比我拥有更多的人生经历呢？有谁比我拥有更多的爱呢？我是这个世上最幸福的人。即使现在我面临死亡，我也心满意足了。"

癌症，有多少人能坦然面对？每一天，都有可能是最后一天。只要活着，每一天都是赚来的。只要活着，就应该感恩，善待生命中的每一天。带着爱的鼓励和祝福，我积极配合治疗，以最好的心态面对现实。1 天、2 天、1 个月、2 个月、1 年、2 年……就这样，生存率只有 5% 的我，挣扎在死亡的边缘，熬过了几百个痛苦的日日夜夜，度过了一次又一次的危险期，奇迹般地好了起来。就连医生也感到不可思议，说这是一个医学奇迹。是的，是我生命中这份特殊的礼物——爱，创造了奇迹。

2005年，我重新回到校园，回到了我热爱的工作岗位。学校领导非常关心我、照顾我，特意给我安排了轻松的教学工作。三尺讲台是我战胜病魔的力量源泉，孩子们的笑脸是驱散我内心阴影的阳光。当我再次走上讲台，面对孩子们天真无邪的笑脸时，所有的烦恼都烟消云散了。清晨，当我迎着第一缕阳光，迈着从容的脚步踏进校园时，孩子们从四面八方跑过来，亲切地喊着："小梁老师好！"此时我的心里是无以言表的满足和幸福！

记得一个课间，一名学生刚走出教室又跑了回来，她神秘地从小兜里掏出两个核桃，激动地说："老师，这是送给您的，很好吃！"我接下两个核桃，感觉沉甸甸的。因为那是一个学生对老师表达的最崇高的情意！一整天，我都被一种幸福感包围着。

又如前几天，收到即将小学毕业的六（3）班学生俞佳颖的一封信，信中写道："老师，快要离开母校了，有太多的不舍，第一个忘不了的就是您。"还有什么能比得到学生如此高的评价更让人欣慰的呢？感动于书信字里行间的情义，也终于明白了很多时候我们不经意的一句话、不经意的一个行为，甚至是一个微笑、一个眼神，足以温暖学生的一生。幸福其实很简单，只要用心感悟，在我们身边，每一天都会有幸福和感动，虽然只是那小小的瞬间。

都说"大难不死，必有后福"，2013年1月4日，我收获了爱情。2016年2月，我平安地生下我的孩子，成了浙江省首例全胃切除后怀孕产子的高龄产妇。此刻的我是幸福的，更是幸运的。

我，本是一个极平凡的人，因为做了一名老师，人生才有了不平凡的意义。我们不能左右天气，但可以改变自己的心情；人的生命是

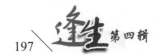

有限的，我们不能决定生命的长度，但可以左右人生的宽度。虽然我的未来仍是个未知数，但我期待着，努力着，坚持着，希望能把这个奇迹一直创造下去，延伸下去。用心去感悟生命的美丽，让幸福像花儿一样绽放……

很喜欢海子的这首诗《面朝大海，春暖花开》，觉得它诠释了幸福最丰富而深刻的内涵：

陌生人，我也为你祝福，

愿你有一个灿烂的前程，

愿你有情人终成眷属，

愿你在尘世获得幸福，

而我只愿面朝大海，春暖花开。

"我以我心付童心"，从今天起，做一个幸福的老师，面朝孩子，春暖花开……

（来源：浙江省肿瘤医院）

金玉琪：

身患癌症不自怜，朝夕相处有羲献

编前按：

金玉琪今年94岁了，是中国书法家协会会员、浙江省优秀民间文艺人才、杭州市民族民间艺术家、拱墅区非物质文化遗产传播使者，还是抗癌30年的抗癌英雄。1991年，金老被查出患了中晚期肝癌，先做化疗使肿瘤缩小，而后成功接受了手术治疗。出院后8年间，他坚持用中药进行巩固调理的同时，把练书法当作康复手段。患癌30年，他日日染翰，形神同修。金老不但自己练书法助康复，还热心公益：创作书法作品鼓励病友勇敢面对疾病、乐观生活；为病友们组织公益书法兴趣小组、举办公益讲座；精心书写作品参加义卖，所得善款全部捐赠给癌症康复事业。金老曾赋诗"身患癌症不自怜，朝夕相处有羲献（即王羲之和王献之）。病中不计身是客，犹将痴情注砚田。"他在一方砚田里呕心沥血，笔耕不辍，收获满满，同时希望更多的病友也能跟他一样，找到人生至爱，生活美好幸福。

我今年94岁，是中国书法家协会会员、浙江省优秀民间文艺人才、杭州市民族民间艺术家、拱墅区非物质文化遗产传播使者。

1991 年，我被查出患了中晚期肝癌，当时医生说我的生命可能只剩下 3 个月了。由于当时肿瘤很大，如果马上手术可能会导致一些无法控制的症状，专家会诊后决定先做化疗使肿瘤缩小，再进行手术。所幸化疗进行到第 4 个疗程时，肝部肿瘤达到了手术要求，接下来的手术很成功。出院后 8 年间，我坚持用中药进行巩固调理的同时，把练书法当作康复手段。病情稳定时，日日练习，寒暑不辍；病情波动时，则伺机而做，见缝插笔。我抗癌 30 年，日日染翰，形神同修。现在我依旧天天练蝇头小字，不用老花镜就能穿针引线做针线活。

讲到书法助康复，得从我的书法爱好说起。我 6 岁进入私塾学习时，就喜欢上了书法；小学时，从颜真卿、王羲之到柳公权，一张张描红作业为我打下了扎实的书法基础；初中时，街坊邻居都用上了我写的书联、斗方；等到了高中，我不仅用毛笔记笔记，连英文作业都用毛笔完成；工作后，我被安排在了市劳动局秘书室，做记录、写报告也都是毛笔。

书法艺术讲究"精气神"，练书法能转移注意力，舒缓病痛折磨，此为"移神"；写书法时如同弹奏乐章，一曲终了再欣赏作品，心旷神怡，此为"怡神"；最重要的还是"砺神"，很多人长久伏案写字后，手臂、腰背总觉得酸痛，这在我看来还是磨砺不够。最好的状态，是全身放松又稳定，集中注意力，全神贯注。

依靠科学的治疗和乐观的精神，我挺过了最艰难的时期。有人说，"大病一场，方有顿悟"。患病和治疗，使我对书法艺术和人生价值有了更深刻的感悟。我把书法比作爱人，从相识、相知到相爱，一日不练，如隔三秋。我还曾赋诗一首："身患癌症不自怜，朝夕相处有羲献（即王羲之和王献之）。病中不计身是客，犹将痴情注砚田。"

在我看来，练书法有点像做艺术体操。作书时要求头正、身直、臂开、肩松；执笔时则需指实、掌虚、腕平、肘悬。行云流水的运笔动作，既贯通了全身血脉经络，又锻炼了各部位的肌肉和神经。长期坚持，体质会明显好转。当然，我也建议书画爱好者每隔一小时起身走动，看看风景，缓解疲劳。

在不少人眼里，我是个奇人。我八九十岁了，耳不聋、眼不花，不戴眼镜能读书看报，能写娟秀小楷，能自己穿针引线做针线活。其实我在 40 多岁就开始老花眼了，当时双眼只能看清报纸上的大标题。上班的时候，没老花镜做不了笔记。我把书法当作爱好专门开练后，慢慢地眼前竟然越来越清晰了。现在书报上的小号字也能看得一清二楚，真是"返老还青"。2007 年，浙江省文化厅进行全省民间艺术资源普查。当时我 80 岁，不借助放大镜等工具，用蝇头小楷在一把 12 寸折扇上写了 300 首唐诗。16 000 字，字字似蝇头，墨迹如细丝。这幅作品在首届浙江省工艺美术博览会上获得杭州市"阳光工艺大舞台"工艺美术作品展金奖。

手术后的治疗期间，我加入了癌症康复协会，认识了很多医生和病友。我经常把自己创作的诗词和名句写成书法作品赠给病友，鼓励他们勇敢面对病魔、乐观生活。身体康复后，我也一直没有忘记那些病友，为他们组织公益书法兴趣小组、举办公益讲座。我在省市级抗癌明星咨询热线长期服务，不少患者听了我的亲身经历，由愁眉苦脸变成笑脸舒展，有些人后来同样战胜了病魔。

20 世纪 50 年代，我迁居杭州大运河边的拱宸桥居住。我的真金帛书非遗工作室位于拱宸桥街道文体中心，除了我自己每天在这儿练

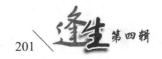

字，这里也是癌症康复协会书法爱好者们的聚会地。病友们一起交流书法学习心得，听着他们的欢声笑语，实在是一件快乐的事儿。

为了资助更多病友抗癌，我先后组织或参与了 5 次各界人士参加的大型书画作品义卖展览，义卖所得款项均用于资助癌症康复事业，我提供了 200 多幅作品参加义卖。2012 年 2 月，杭州市癌症康复协会在市工人文化宫举办了"金玉琪书法作品义卖展览"，我拿出精心书写的 120 多幅作品义卖，所得善款全部捐赠给癌症康复事业。20 多年来，我为癌症康复协会和病友写了 3000 多幅书法作品。

我一生痴迷书法，钟情翰墨，对物质生活没有太多的要求，至今仍住在不到 60 平方米的老房子里，虽身居陋室，但却心灵富足。我在一方砚田里呕心沥血，笔耕不辍，收获满满。我始终觉得，生活因书法而更加充实，人生因翰墨而更有价值。同时，我也希望更多的病友和我一样，找到人生至爱，生活美好幸福。

（来源：浙江省肿瘤医院）

石大姐：

自强不息，让生命发出最闪耀的光芒

编前按：

2011年前后，58岁的石大姐同时做着几份工作，但就在贷款终于要还完、儿子也将要大学毕业时，她突然被查出患上了直肠癌。然而，不是所有人都能共患难，她的丈夫在她最无助时离她而去。病痛的折磨、亲情的背叛让石大姐痛不欲生，所幸儿子一直陪在她身边，成了她唯一的支撑。在逐渐接受自己患病的事实后，石大姐坚强起来，觉得过去几十年生活和婚姻的磨砺都没能击垮她，这点儿病痛她也一定能够熬过去。她保持着良好的心态，积极配合医生，接受了直肠癌手术和化疗，不料治疗期间她被查出患了乳腺癌，于是接受了右乳的乳腺癌扩大根治术。石大姐住院时长期帮助病友，也得到了病友的帮助，加入癌症康复会成为志愿者后更是发出"耀眼的光芒"。她说：自强不息，是我的人生准则；助人为乐，是我后半生的事业。我想成为一缕阳光，成为穿透癌症患者心底无尽黑暗的力量……

我今年68岁，大家都叫我"石大姐"。我患直肠癌10年、乳腺癌7年，还患有糖尿病，10年间先后经历了2次手术、28次化疗。

2011年前后，我同时做着几份工作，常常24小时连轴转，在我的努力下，眼看着房子贷款快要还完了，儿子也将要大学毕业，刚觉得要过上好日子了，上天却跟我开了个大玩笑——我被查出患上了直肠癌。当时的我很绝望，不明白自己这么努力生活、工作的人为什么会患这种病。在我最无助、最需要家庭温暖的时候，我的丈夫不但没有关心我，还无情地离我而去，让我的处境更是雪上加霜。病痛的折磨、亲情的背叛……接连的打击使我身心俱疲、痛不欲生。在病床上辗转难眠的每个夜晚，我都不停地问：为什么老天对我这么不公？所幸那时候儿子一直陪在我身边，鼓励我、开导我，儿子成为我努力治病的唯一支撑。

在逐渐接受自己患病的事实之后，我开始想，过去几十年生活和婚姻的磨砺都没能击垮我，这点儿病痛我也一定能够熬过去。也许由于患病前的经历和自身开朗的性格，"自强不息、奋斗不止"成为我当时抗癌的精神口号，我经常给自己加油打气，鼓励自己努力活下去。这种强烈的求生欲望使我很快从初始得知患病的震惊和抗拒情绪中缓过神来，开始积极、勇敢地面对疾病。无论治疗过程多么痛苦，我都保持着良好的心态，积极配合医生治疗。

由于我心态比较好，住院治疗过程也没觉得那么难熬。所有的治疗我都听从医生的安排，也跟医生沟通我的难处，医生会根据我的经济情况，制订适宜的方案。直肠癌手术后，我开始了6个疗程加4个疗程的化疗，不料在治疗期间发现患了乳腺癌，于是接受了右乳的乳腺癌扩大根治术，到现在一直服用内分泌药物。在整个治疗期间，我都积极配合医生进行化疗、内分泌治疗、中药治疗等个性化综合治疗，之后一直规律复查，病情稳定。

我是病房里笑容最多的患者，我常常劝同病房的患者："不要那么愁眉苦脸，既然遇到了，就勇敢面对！医护人员都在帮我们，我们自己也要加油啊！"护士会私下跟我说哪个床的患者很焦虑，可能需要我帮忙，我就会在不做治疗时溜达到那个病房去，跟病友聊天，开导他，用自己的患病、抗癌经历鼓励他们积极配合治疗。在我看来，患者受不了的，有时候并不是身体上的痛苦，而是长期形成的"癌症 = 死亡"这种观念，这种观念导致患者产生了恐惧心理，进而更容易自我放弃。

现在回过头来想，一开始我对癌症也很恐惧，但是强烈的求生欲望迫使我很快清醒过来，与其沉浸在对患癌的自怨自艾中，不如积极配合治疗，这样还有一线生机和希望。对于患者来说，很多不良情绪来源于自己不了解病情，从而产生了很多臆想，而有些患者又不太敢跟医生交流，就自己通过各种渠道了解可能的后果，进而更容易产生误解和消极的情绪。我在医院治疗期间，除了积极配合医护人员的治疗外，也常常追着医生询问自己的病情及预后，尽量做到心中有数，一直保持着积极的心态，所以才能在做完造口后很快地适应并回归家庭和社会。

2014 年的一天早上，我突然开始出血，被紧急送到医院，因之前给我做造口的孙浩医生休假了，我就暂时到中医科接受治疗，医生回来之后紧急给我做了检查，然后建议我去做 PET-CT 检查。虽然直肠癌治疗和康复已经快把我的积蓄掏空了，但我还是咬咬牙做了。

我在乳腺肿瘤中心住院的时候，病房还没有那么多给患者活动的场地，患者只能在狭窄的走廊或者楼梯做一些简单的活动。那个时候，因我长期在病房里帮助其他患者，和大家建立了深厚的友谊。我自己是个舞蹈爱好者，就想着能不能带大家去外面广场上活动一下。在征得医护人员的同意后，我组织一些行动便利的癌症患者一起到医院的广场上跳坝坝舞、交谊舞。当时，只要我在病房振臂高呼"抗癌运动开始了"，病房的病友们就会响应我，一起去跳舞、做运动。我们当时还有个口号"振奋精神、集体抗癌"，每次跳完舞，我们就会一起喊口号。只要我们一出动，"振奋精神、集体抗癌"的声音就会响彻医院。后来很多其他科室的病友看到后也纷纷加入了跳舞的队伍。那段日子虽然痛苦，但也是最开心的，护士都说整个病区的患者都受到了我的感染积极配合治疗。

在乳腺肿瘤中心做完手术后，我被转到"姑息科"（现"缓和医疗科"）继续化疗。一开始到姑息科的时候，我一直追问"姑息"是什么意思，医生、护士和儿子都不愿意告诉我，后来同病房的病友实在看不下去了，才跟我说进姑息科的都是活不了多久的。我才后知后觉地意识到原来自己的病这么严重，生命随时都有可能被"拿走"。但是我也没有放弃，既然前面那么痛苦的治疗都挺过来了，我相信自己还能再挺一挺，就这样我在姑息科挺过了一次又一次化疗。前段时间孙女跟我说："奶奶，爸爸说你住院的时候，医生说你活不过3个月，现在算算你已经活过了3年，以后一定也可以长命百岁。"

我的两次"重生"离不开医护人员的精心治疗和护理，离不开亲人的关爱，也离不开病友们的帮助。我住院时，儿子要去上班，不能时时刻刻陪着我。而有时候一用药我就没办法吃饭，这时候病友的家属就会帮我打饭或者做饭给我吃，因为我平时一直在帮别人。我觉得病友之间的这种关照和支持给了我很多力量。因此，康复之后，

"让生命发出更加耀眼的光芒"成为我最大的心愿，我加入了重庆市癌症康复会成为志愿者，坚持在医院、社区、敬老院做志愿者服务。我们走进病房向正在放化疗的病友讲述抗癌经历，分享亲身体会，帮助他们重拾希望。我热心地分享自己的经历，疏导、启发、鼓励癌症康复会的新会员，让他们尽快走出疾病的阴霾，重新恢复生活的勇气和信心，感受抱团取暖的力量。我积极投入社区健康宣教的队伍，关心独居老人，热心社区活动。我与康复会舞蹈队的成员一同为敬老院的老人们带去欢声笑语。2020 年疫情期间，肿瘤医院志愿者严重短缺，康复会及时招募会员前往医院进行志愿服务，当时很多人都不敢报名，"心中有爱，无惧生死"的逆行医护人员和抗疫志愿者们的事迹深深地感染着我，于是我积极报名，成为疫情中第一个在医院服务的癌症康复志愿者。

经历了生死以后，还可以为社会服务，实现生命的价值，这让我很自豪。我在奉献中也收获了友谊，赢得了大家的尊重。因为我的坚强和乐观，重庆电视台、《健康人报》等媒体单位先后 3 次对我进行采访，一时间热心的"石大姐"成了家喻户晓的抗癌英雄。在 2020 年中国抗癌协会康复分会举办的全国抗癌达人秀中，我有幸代表重庆市癌症康复会志愿者参赛，并成功入围决赛。

我们不能改变生命的长度，但是我们能够拓展生命的宽度，癌症给我按下了人生的重启键，面对余生，我勇敢地开启了生命的新征程。自强不息，是我的人生准则；助人为乐，是我后半生的事业。我想成为一缕阳光，成为穿透癌症患者心底无尽黑暗的力量，发出最闪耀的光芒。

（来源：重庆大学附属肿瘤医院）

张越阳：

感恩所有 珍惜当下

编前按：

2016年春节刚过，张越阳出差时难以入眠，偶尔还感觉呼吸时有点儿痛，出差回来1周后还是呼吸不畅，于是就去医院检查，医生怀疑是肿瘤，术中冰冻病理进一步证实为肺癌。术后高热、过敏及化疗的痛苦，让他处于崩溃的边缘，但想着孩子还小而父母已老，他鼓起勇气面对现实。张越阳作为华大基因（简称"华大"）的一员，患癌后得到了公司领导、同事们的关心和帮助，不但帮他筹措治疗费用、联系医院、医生等，还为他提供了基因检测一条龙服务，以及定期采集血样、实时检测ctDNA等服务，使他能够全方位了解病情。张越阳觉得，应该感恩所有，珍惜当下，因为明天和意外永远不知道哪一个会先来。

2016年春节刚过，南国大地处处生机盎然，充满着希望，此时的深圳正沐浴在柔和的阳光之中，显得那么的祥和。经过了亲朋好友欢聚之后，人们正铆足干劲儿准备为新一年的目标奋斗，此时的我也整装待发，为美好的未来继续努力。2月28日我和同事一起登上前往上海的航班去拜访客户。为了更好地完成这次拜访任务，我对此次要推出产品的讲解内容再三斟酌，等回过神时已至深夜，却迟迟无法入睡。随后几日，我不停地奔走于各个科研院所，不但没有因劳累犯困，反而更加难以入眠，偶尔还感觉呼吸时有点儿痛，这是之前从来没有过的。回来1周后，还出现了呼吸不畅的情况，于是去医院做了胸透，被告知右肺上叶有个阴影，建议做CT检查进一步明确诊断。我的心情一下子沉重了许多，在等待CT结果时，我心里忐忑不安，猜测着各种可能的结果，不停地告诉自己没事。取CT报告时，放射科主任询问了我的近况，然后面色凝重地跟我说像是肿瘤。一听到"肿瘤"，我就紧张了起来，后来又去北京大学深圳医院和深圳市第二人民医院的胸外科就诊，希望能有不同的答案，但结果却都是一样的，医生都建议手术切除。

从医院回来的路上，我一直在思索，无论结果怎样，我都要坚强面对。但当我带着疲惫和焦虑的心情回到家，看着年幼童真的儿子和两鬓花白的父母，想着可能发生的不测，眼泪还是止不住流了下来。

入院后，做了相关检查，为进一步掌握我的病情，医生又特意安排我做了增强CT。手术那天，我平静地躺在推车上进了手术室。麻醉医生和我简单讲解了麻醉的情况，然后就为我进行了麻醉，刚开始我还能清醒地回答麻醉医生的提问，慢慢地就什么也不知道了，似乎跌进了另外一个世界。当我再次睁开眼睛时，看到身边站满了医生和护士，还有我至爱的家人，眼睛一下就湿润了。术中冰冻病理确诊为肺癌，并在手术过程中用化疗药物进行了胸腔灌注。

术后1周左右，我每天傍晚都发高烧，做了血液培养、痰培养等检查还是查不出原因，抗生素、退烧药、镇痛药都用上了，依然没有任何效果。由于术后双肺萎缩，肺功能严重下降，我无法躺着休息，再加上麻醉药物作用消失后我背部疼痛无比，中医科就诊后，我后背贴满了膏药，可痛苦并没有缓解，反而引起了背部过敏。2周后高烧和过敏症状开始减轻，我的精神状态才慢慢恢复。这期间我不知偷偷流了多少泪，但我不能让父母妻儿担心，只能坚强面对。许多次我曾站在住院部的楼道中间望着马路，想一走了之，既摆脱了病痛的折磨，也减轻了家人的负担，可最终我还是没有勇气走出那一步，而是将勇气拿来坚强地面对现实。

住院1个月后，医生根据我的恢复情况开始了首次化疗。当药物进入身体的那一瞬间，反应很剧烈，我感觉全身血管就像被蚂蚁啃噬一般，还出现了呕吐、食欲缺乏等症状。化疗的痛苦让我感觉生活失去了意义，我开始变得沉默寡言，产生了消极心理，不敢去面对自己，更无法想象以后的生活。

第1个疗程结束后大约1周，我出院回家，按照医院要求，每隔21天要进行下一个疗程的治疗，可以说上个疗程还没有恢复过来，又要进行下一次化疗，身体很难吃得消。刚出院回家那会儿，几乎走路都很艰难，一说话就咳嗽不止，精神萎靡不振。当时我几乎处于崩溃的边缘，但看到年迈的父母不停地忙碌着想尽办法为我做些合胃口的饭菜，想到孩子还小而父母已老，内心深处的坚强又一次被激发出来。

公司领导和同事们知道了我患癌后，帮我筹措治疗费用、联系医院、医生等，无论是精神层面还是物质层面都给予了我极大帮助，他们的关爱给我带来了无限生机。

由于身体没有完全康复，再加上化疗的副作用，我身体十分虚弱，南方天气湿热，身上衣物常常被汗湿透，华大医务室陈天然医生知道我无法自己去面诊，便亲自到家里帮我开方调理，并教我调理气息，建议我练习甩手，还推荐了中国台湾著名外科医生许达夫著的《感谢老天，我得了癌症！》《感谢老天，我活了下来！》等书。我同学、朋友也给我寄来了《钢铁是怎样炼成的》《平凡的世界》《向死而生》等书，让我的精神世界得到了再次洗礼。这些书陪我度过了那段艰难困苦的岁月，使我求生的欲望不断增强。

这些年来我很害怕回忆过往，更不敢回望住院手术的日子。一场重病，改变了我的人生轨迹，改变了我的家庭模式，让我走上了艰难的抗癌之路。非常感恩，一路有华大陪伴左右。提起华大，很多人会误以为华大只是个大的测序公司，其实不然，华大始终秉承"基因科技造福人类"的伟大使命，将前沿多学科科研成果应用于医学健康、精准医疗等关系国计民生的实际需求，并能提供自主可控的先进设备、技术保障和解决方案。而我，正是这样一个受益者。手术确诊后，我便联系同事收样－提取－检测－提供方案等，一条龙服务快速响应，为我做了肺癌靶向药物基因检测，而且非常幸运地发现有 EGFR 突变，可以做靶向治疗。开始时我根据医生建议采用了靶向药物和化疗联合治疗，但因化疗药物的副作用太大，我出现全身皮疹、腹泻等症状，坚持了 30 多次化疗，向医生咨询后，听从他们的建议停止了化疗，只用靶向药物维持，定期复查，并加强锻炼增强免疫力。在治疗期间，华大还为我提供定期采集血样、实时检测 ctDNA 等服务，使我能够全方位了解病情。

　　2017 年，华大就启动了"员工家庭关爱计划"，给员工和家属建档立案、跟踪随访、定期检测，为我们的治疗康复保驾护航。为了给更多的肿瘤患者带来希望，华大又联合医疗机构，面向公众免费为 1 万例肺癌术后患者提供持续基因检测和精准康复指导。其实，这只是华大惠民的一个小小缩影，华基金、光基金、狂犬病科研公益基金惠及千千万万的患者和家庭，抗"非典"、抗埃博拉病毒、抗西藏棘球蚴病及抗新冠肺炎中都有华大的身影。身在这样的一个集体，我怎能不骄傲、自豪？！

　　我们应该感恩所有，珍惜当下，因为明天和意外永远不知道哪一个会先来。借用张德芬的《遇见未知的自己》中的一段话和大家共勉：凡是你所抗拒的，都会持续。请记住，每个发生在你身上的事件都是一个礼物，只是有的礼物包装得很难看，让我们心怀怨恨或是心存恐惧。所以，它可以是一个灾难，也可以是一个礼物。如果你能带着信心，给它一点儿时间，耐心、细心地拆开这个惨不忍睹的包装外壳，你会享受到它的内在蕴含着丰盛、美好，而且是精心为你打造的礼物。

（来源：华大基因）

贺红珍：

阳光心态 快乐生活

编前按：

69 岁的贺红珍患低位直肠腺癌 4 年多了。刚知道自己患癌时，她感觉如同五雷轰顶，但更令她难以接受的是要做造口，她觉得自己的生活质量会下降、活得没有尊严。在医生和家人的反复劝说、开导下，她接受了手术治疗，手术很顺利，但术后醒来触到造口时，她还是流下了眼泪。开始因为不会护理，造口周围皮肤溃烂、疼痛难忍，有时好不容易睡着，醒来弄得到处都是粪便，这让她经受了从未经历的痛苦和焦虑。造口 2 个月后，她注册成为康乐宝会员，通过反复观看护理视频，慢慢掌握了护理操作知识，于是开始有了信心，脸上也有了笑容。后来她加入了开封市抗癌康复俱乐部，在会长和老师们的帮助下，开始敢于直面疾病。她重拾生病前就喜欢的骑行运动、公益活动，热心帮助像她一样的造口病友，走出了癌症和造口的阴霾，重新有了阳光心态，快乐地生活！

我叫贺红珍，今年 69 岁，是开封市抗癌康复俱乐部会员。

2017 年 1 月，我因身体不适去医院检查，被确诊为低位直肠腺癌，需做直肠癌永久造口术。当我拿到确诊结果看到腺癌的那一瞬间，犹如五雷轰顶，身体不由自主地摇晃抖动，女儿赶紧搂住我，轻轻地对我说："妈，咱不怕，有我呢。"女儿的话，让我很感动，我强忍眼泪，故作坚强，拉着女儿的手，踉踉跄跄地走出医院。心里想我怎么这么倒霉呢？当时已是农历腊月二十，眼看春节临近，我却不得不住进省医院胃肠科，开始做术前的各种检查，医生跟我谈话说必须做造口，又解释说，因为我患的是低位直肠癌不能保肛，需要在腹部开个口，从这个口排出粪便。我实在接受不了这个残酷的现实，坚决不同意手术。那天晚上我终于忍不住放声痛哭，我能直面死亡，却不能接受造口，感觉从此生活质量下降，活得没有尊严。医生和家人反复劝说、开导我，说尊严和生命相比，生命应该放在第一位。听到这句话我终于冷静下来，我的生命虽然属于我自己，但这个家不能没有我，老伴儿和一双儿女还需要我，有娘家不散啊！腊月二十三，我接受了7个多小时的手术，手术很顺利，但当我醒来不小心触摸到造口处那朵红色的"玫瑰"时，像触电一样，浑身一直瑟瑟发抖，眼泪瞬间涌了出来！

　　从拒不接受到勇敢面对，我经受了人生从未经历的痛苦和心理焦虑期，那段日子我感觉天是暗灰的，看不到阳光和希望。开始时我不会护理，造口周围皮肤溃烂、疼痛难忍，有时好不容易睡着，醒来弄得到处都是粪便。夜里一个人暗自垂泪，感觉这日子没法过，还不如死了好，灰心丧气到了极点。造口2个月后，我注册成为康乐宝会员，通过反复看护理视频，慢慢掌握了护理操作知识，终于会护理自己了，于是我开始有了信心，脸上也有了笑容。

　　2017年4月，我加入了开封市抗癌康复俱乐部。在这里认识了很多姐妹，她们给了我莫大的鼓励和安慰，让我非常感动。在亲人和朋友的关心和鼓励下，我开始勇敢地正视疾病，进而慢慢从恐惧、焦虑中走出来，对生活有了信心，感觉自己充满希望和活力。2017 年 10 月，我参加了开封市抗癌康复俱乐部第 31 期学习班，在马会长的带领下，通过俱乐部老师们的分享课了解他们都是和癌魔抗争了多年的病友，每人都有一部辛酸史、抗癌奋斗史。马会长告诉我们，要勇敢坚强地面对疾病，要有战胜病魔的决心和信心，我们不能把握生命的长度，但是我们能掌控生命的宽度，让有限的生命活出无限的精彩。台下的我备受鼓舞，感动万分，心里暗暗下决心，向会长和老师们学习，她们能做到的，我一定也能做到！学习班结束后，我终于敢于直面疾病，不再遮掩，与癌友们互相交流，互相鼓励，抱团取暖，共同抗癌。

我生病前就是个自行车运动爱好者，2017 年 9 月，8 次化疗结束，我决心重返运动场，找回自信的我。我早早就把我的骑行装备准备好，9 月 3 日早上与我的骑友们一起，骑往西湖银沙滩。病后第 1 天骑车，速度特别慢，但经过半个月的练习，我的骑行速度能达到每小时 20km 了，感觉特别高兴。在骑友的陪同下，来到骑友的驿站——郑开大道开远门，我感慨万千，激动得热泪盈眶，骑友们围上来热情地跟我握手、拥抱、安慰和鼓励，让我非常感动。我自己也没想到，自己还能骑行在郑开大道上，当时我激动地高喊："我行！我一定行！"

此后，我经常参加一些爱心公益活动来回报社会：与骑行队一起参加戒烟、戒毒宣传活动；参加开封市抗癌康复俱乐部的"生命的奥运启动仪式""学会爱自己"等主题活动。我还作为代表发言，亲自到现场为马拉松参赛选手加油。他们那种顽强拼搏、不屈不挠的精神深深地鼓舞着我。2018年4月，我参加了开封市骑协组织的郑开大道自行车比赛，那天我顶着8级大风，没有被恶劣天气吓倒，和骑友们一样勇往直前，最终获得女子组第19名。当有骑友知道我是癌症患者，还是个"造口"人时，他们对我伸出大拇指说："姐，你真棒！你是我们的榜样！"我当时激动得热泪盈眶。

2018年国庆节后，我第一次骑长途，穿过河南、山东、江苏徐州及安徽，8天骑行900km左右，返回河南开封，整个行程我都坚持了下来，没有掉队。这4年多，我坚持晨骑，长途骑行三进南太行，还骑行到了海南三亚、河南南阳五县。今年骑行到了南街村、嵖岈山、山东半岛等，行程约40 000km。我总想把生活过得丰富多彩，总想把美景尽收眼底，总想把正能量传递给大家，让更多的人健康幸福。在这次长途骑行中，我不但感受到了骑行的快乐，对生活也更有信心了！我被康乐保关爱平台全网评选为"十佳阳光榜样"，被邀请到珠海参加颁奖，受到康乐保总部领导接见。在和来自全国各地的阳光榜样深入交流时，我发现其中很多人除照顾好自己以外，还常年在医院做公益，帮助了很多病友，我决心向他们学习。我接受第一个帮助病友任务那天，刚下过雪，天冷路滑，但我心中装着爱，一点儿也没感到天气的寒冷，这位病友是高位直肠癌患者，有个回肠造口，特别难护理。我把自己使用的护理用品带给了她，反复给她讲解护理和操作知识，耐心地跟她深入交流，鼓励她勇敢面对。患者之间的交流更有说服力，因为我们同病相怜，我能体会到她的痛苦和无助。看着病友脸上露出的笑容，听着她跟我说"你这一来我的病好了很多"，心里倍感欣慰，临走时积雪把路都埋住了，但我心里却是暖暖的。现在我和这位病友成了好朋友，有困难时随时帮忙，一直保持联系。4 年多的时间里，我帮助了 10 多位这样的病友，他们大都生活得很好。今年夏天一位病友住院，处于焦虑期，我顶着酷暑去医院看望她，帮她鼓起勇气，使她对生命有了信心和希望。

我们癌症患者既要保持良好的心态，积极配合医生治疗，合理饮食，加强营养，还要选择一项适合自己而自己也喜欢的运动，坚持锻炼，奇迹就在脚下。我们一样可以拥有阳光心态，一样可以快乐地生活！

（来源：开封市抗癌康复俱乐部）

严庆红：

破茧重生

编前按：

5 年前，严庆红患上了比较少见的甲状腺弥漫大 B 细胞淋巴瘤，一度因肿瘤压迫导致呼吸、吞咽困难住进了重症监护室。在最痛苦的时候，是家人给了她战胜疾病的力量，让她有了坚定地活下去的信念，正是这种坚定的信念支撑着她最终走出了重症监护室，走出来的那一刻她感觉活着真好，因此，知道自己的病理结果时她也很平静。随后她以平常心完成了 8 次化疗和 1 个疗程的放疗，治疗结束后坚持每天锻炼、做家务。她加入了开封市抗癌康复俱乐部，并成为一名志愿者，认真向前辈学习，以便服务更多患者，使更多病友走上康复大道，同时自己的生活也更加丰富多彩。抗癌 5 年，她觉得癌症并不可怕，可怕的是不良的心态，只要心态阳光、积极乐观、心存善念，就能破茧重生！

每一天我们都会面对不同的风景，有的人会伤春悲秋，有的人会欣喜恬淡，而我的风景在一个春暖花开时节发生了改变。

2016 年 5 月，因咽喉不适，我去医院做检查，检查结果是甲状腺结节，我不太放心，又去另外一家医院就诊，结果与之前一样。于是我就放心地用中药进行调理，殊不知厄运已经悄悄来临。

同年11月，我从刚开始的咳嗽到走路气喘，病情迅速发展，于是辗转去了2家医院，但医生都无能为力。后来我在家人的陪同下来到了郑州一家医院就诊，医生看过CT片后讲了一句话："回家吧，生命只有10天时间了……"我们一家人的心瞬间沉到谷底。在这种情况下，我爱人没有放弃，经多方咨询，我在家人的陪同下来到郑州大学第一附属医院，住进了重症监护室，从此拉开了与肿瘤抗争的序幕。

当时因肿瘤压迫气管、食管，我呼吸、吞咽都已经很困难了，因此在进行一系列检查及会诊之后，做了食管、气管双管的介入，使用了呼吸机。等待病理活检结果的时间，也是我最痛苦的时候，那种痛苦无法用语言来描述。气管插管需要每天多次抽取痰液，这期间无法使用呼吸机，就这短暂的1~2分钟，每一次都令我心惊胆战，我感觉生命随时会流逝，那种伤心、害怕、绝望的心情，至今仍记忆犹新。每当这时，我就会想起女儿的话："妈，有你才有家"，以及爱人期盼的眼神。我在病房忍受着病魔折磨的同时，家人也备受煎熬，因此我每天都找各种理由请医生同意家人进病房陪伴我半小时。当爱人轻轻握着我的手时，我感到很安心，觉得自己并不孤单，有时我还会想：前世的几百次回眸，才换来今世的相遇，有你真好！家人是我的精神支柱，给了我战胜疾病的力量，同时点燃了我心中的希望，让我有了坚定地活下去的信念。我坚持每天写字同医生、护士交流，写出我身体的变化和感受，这种交流让我与死神擦肩而过。我在女儿陪同下，微笑着从重症监护室一步步走出来时，感觉活着真好。所以当我知道

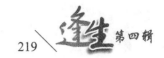

病理结果是弥漫大 B 细胞淋巴瘤时，已能理性地接受，内心也是平静的。

风雨过后终见彩虹，随后的 8 次化疗和 1 个疗程的放疗并没有让我感到特别不适。化疗期间我规律饮食、睡眠充足、心情愉悦。治疗结束后，我每天坚持练习气功、做家务、逛公园，有时还出去旅游，同时配合中药调理身体，增强自身免疫力。生命的丰盈在于内心的饱满，生活的美好在于一颗平常心。

2017 年，我有幸加入了开封市抗癌康复俱乐部，在这里我倾听病友的抗癌经验，参加郭林气功培训班、心灵瑜伽班、书画班等一系列培训活动，还成了一名志愿者，认真向前辈学习，以便服务更多患者，使更多病友走上康复大道，同时自己的生活也更加丰富多彩。

花开花落，时光交错，转眼间我已抗癌 5 年了，我的经验是：癌症并不可怕，可怕的是不良的心态，只要我们心态阳光，积极乐观，心存善念，就能破茧重生！

（来源：开封市抗癌康复俱乐部）

赵志红：

生命之约

编前按：

　　赵志红的家庭情况很特殊：姥姥、妈妈、舅舅均因结肠癌去世，弟弟患结肠癌也 13 年了，癌症家族史比较明确；因妈妈去世，她 15 岁就放弃了上学的机会，挑起了生活的重担，弟弟患癌后第 2 年父亲也去世了，她感觉自己像是被扔在大海上的一根木筏，内心恐惧、害怕，没了方向，不知何去何从。当 5 年前她不幸患上宫颈癌时，赵志红彻底崩溃了。在家人苦口婆心的劝导和医生的耐心讲解下，她渐渐想开了，真正开始了抗癌之路。手术后，她又挺过了 6 次化疗和 23 次放疗。2017 年，她加入了开封市抗癌康复俱乐部，认识了马会长和许多病友，学习了气功和绘画，但她最期待的是每年最后一天的"生命之约"活动，病友们约好每一年的这一天齐聚一堂，握手、拥抱，在这里有说不完的话，不存在歧视，不存在悲观，他们都积极地活着，与癌魔抗争着……赵志红觉得，生命之约，像是她心中的灯塔，指引着前进的方向。

　　我叫赵志红，是开封市抗癌康复俱乐部的会员，也是一名有癌症家族史的癌症患者，患宫颈癌 5 年了。我的姥姥、妈妈、舅舅都因结

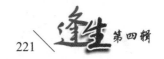

肠癌去世，弟弟患结肠癌至今也已 13 年了。

1983 年，我 15 岁，恰值中考，老师让家长填报志愿表，可爸爸在医院陪妈妈治疗，奶奶就让邻居叔叔帮我填了，被老师发现后狠狠批评了我，并说我的家长不负责任。当时我哭了，自己把委屈吞下去。那时候我只知道妈妈患病住院做手术，并不知道妈妈得了什么病，也不知道病情的严重性，更不知道妈妈患的是不治之症。我拿到录取通知书后没几天，妈妈就永远离开了我。当别的同学都拿着录取通知书入学时，我正在伤心流泪。兄弟姐妹 4 人，我是家中的老大，不得不放弃了上学的机会，去工厂打工挣钱，从此 15 岁的我挑起了生活的重担。

2007 年 12 月底，厄运再次降临，我唯一的弟弟被诊断为结肠癌，当我拿到弟弟的检查报告时，一下子蒙了，不知道该怎么办，只知道流泪。那年春节全家都是在痛苦中度过的，爸爸尤其痛苦。正月过完，我弟弟在人民医院做了手术，看着弟弟被推进手术室时，我泪流满面，不知道心里是什么滋味，害怕万一弟弟手术不成功怎么办，万一手术出了意外怎么办……我在外面坐立不安，焦急地等待着……手术室门打开了，当医生告诉我手术非常成功时，我一下子哭了，分不清是高兴还是难过。弟弟患病的第 2 年，爸爸因中年丧妻、儿子患癌的双重打击，也去世了。妈妈去世了，爸爸也不在了，我像是被扔在大海上的一根木筏，内心恐惧、害怕，没了方向，不知何去何从。看着整天情绪低落未走出癌症阴影的弟弟，我不停地想：我该怎么办？命运为什么这么不公平？那情形现在想起来我都会浑身发抖，真不知道当时是怎么熬过来的。

2016 年 4 月 16 日的晚上，我突然大出血，爱人和女儿都吓坏了，赶紧打 120 把我送进医院。当我知道自己患了宫颈癌时，我躺在病床上，两眼呆呆地看着天花板一言不发，眼泪止不住地流，平时大大咧咧、性格开朗的我彻底崩溃了。我想大哭一场，就是哭不出来。父母不在了，弟弟也是癌症患者，现在我又得了癌症，该怎么办？好不容易平静了几年的生活又一次被打破，该怎么办？弟弟劝我说："姐，过去那么难都挺过来了，你看我现在不是好好的吗？"女儿也说："妈妈，还有我和爸爸在，你不能不管我俩啊！"可我什么也听不进去，只是流眼泪，有种不想活的念头。后来在家人苦口婆心的劝导和医生的耐心讲解下，我渐渐想开了，真正开始了我的抗癌之路。

手术后，我坚强地挺过了 6 次化疗和 23 次放疗，治疗期间恶心、呕吐、头晕、脱发、脸肿，我也曾想过退缩、放弃，但是我最终还是坚持下来了。最难受的是放疗的副作用，病灶部位皮肤红肿严重，像烤焦了一样。放疗还引起了肠梗阻，疼得我满床打滚，汗一直往下流，又是灌肠又是禁食，经过一年的折腾才终于摆脱那种痛苦。

出院后，我自由了，心情一下子轻松了许多。2017 年我加入了开封市抗癌康复俱乐部，见到了和蔼可亲整天面带笑容的马会长，认识了许多病友，还跟袁老师学习了气功，跟樊老师学习了绘画。记得我第一次画的是稻草人，画好后，我欣赏着自己的作品，虽然画得不好，但像是回到了我的童年时代，忘掉了一切烦恼，心情格外舒畅。俱乐部的老师们无私付出，组织各种公益活动，还为我们提供绿色健康的富硒产品。最期待的是每年最后一天的"生命之约"活动，病友们约好每一年的这一天齐聚一堂，握手、拥抱，在这里有说不完的话，不存在歧视，不存在悲观，我们都积极地活着，与癌魔抗争着……生命

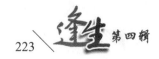

之约，像是我心中的灯塔，指引我们前进的方向。

我是不幸的，也是幸运的。2021年7月1日建党100周年，也是我患癌症5年的日子，我有幸参加了此次5年生日会，见到了山东32年抗癌英雄张老师，他对生活的积极和热爱值得我学习。这5年我经历了许多，在俱乐部得到了很多，也学到了很多，在这个有爱的大家庭里我看到了希望，有了生活的勇气和面对现实的胆量，每天快乐地活着。只要活着就有希望，只要活着就是胜利！我还要坚持参加每年的生命之约，还要坚持过10年、20年庆生的抗癌聚会，迎接新生活和美好的明天。

（来源：开封市抗癌康复俱乐部）

李莺洁:

美丽青春 如花绽放

编前按:

　　2018年4月,一纸乳腺癌诊断证明打破了李莺洁老师平静的生活。正当不知何去何从时,她幸运地遇到了乳腺再造科主任,虽然顾虑重重,她还是决定做带蒂腹直肌皮瓣(TRAM)乳腺再造手术。5月11日,她接受了手术,术后做了8次化疗。她把周期性化疗过成了度假,让人发愁的复查也被她过成了和乳腺再造科的"约会"。现在她已重返讲台,在自己的领域里奉献青春。经历癌症,她更加知道生命来之不易,她想把美丽留住,让美丽青春如花绽放!

　　2020年6月3日,新冠肺炎疫情得到控制,学校开学了,我走在校园的林荫路上,斑驳的阳光落在身上,微风中的橘色忘忧草在朝我点头微笑,绿油油的小叶黄杨列队欢迎我,一切都充满了希望!衣冠镜前,我理顺头发,整理好衣襟,有种"当户理红妆,对镜贴花黄"的欣喜,然后踩着铃声走上讲台,掌声立刻响起来,掌声中我看到了孩子们整齐地坐着,一张张笑脸让我很感动。疫情期间,我校在网上

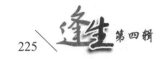

进行了选考分班，我接手物化政组合，已经给孩子们上了1个多月的网课，但还不曾见面。孩子们听过我的声音，看过我的演算，他们开玩笑说今天的课好像网友见面！

熟悉的教室，熟悉的讲台，熟悉的粉笔，我再次面对这些时特别高兴，因为这是我在大病后第一次重返讲台，也是我人生中最有意义的一天！

2018年4月23日之前，我的生活平静而有规律，有温暖的家，有能应对自如的工作，有喜欢我的学生，有相处和睦的同事，有团结且优秀的团队，我们曾追求极致、创造奇迹……然而，一张小小的写有"乳腺癌"的诊断证明，打破了这种平静，给我的生活按下了暂停键。我不知所措，在护士站旁愣愣地站着，在走廊里没有目的地张望着。我看不懂手里诊断证明上的符号，不知道明天怎么过，也不知道该找谁问什么。但我又是幸运的，因为这一天我遇到了乳房再造科的主任，她安排我住院、做各项检查，在她亲切的眼神和柔和的话语中，我觉得或许一切都还来得及。

4月27日，我知道了需要切除乳房，才意识到问题的严重性。我怕了，从没有过的恐惧弥漫在心间。我怕不能陪儿子长大，怕不能给父母养老，怕不能陪爱人慢慢变老；也怕即使活着也是痛苦的，怕儿子不能接受这样的妈妈，怕妈妈心疼我这残缺的女儿，怕从此爱人就要面对一个病恹恹的妻子……我心里有满满的遗憾和恐惧。这一天，我第一次听说乳房再造术，茫然中好像抓住了救命稻草，暂时松了口气。但听着听着，我开始担心如果假体出现异常怎么办，而带蒂腹直肌皮瓣术（TRAM）那长长的刀口也把我吓得腿软，恐惧袭上我的心头……

这时主任柔和的声音响起："你想过以后夏天怎么过吗？你知道以后生活中佩戴义乳有很多不方便吗？"那一瞬间，我明白了，我要活着，还要好好地活着。我最终还是选择了 TRAM 乳房重建术，那一刻如释重负。5 月 11 日是我接受手术的日子。看着手术室的无影灯，我想着自己讲了 19 年的无影灯原理，渐渐失去知觉。在失去知觉之前，我想：如果我还能站起来，我一定珍惜时间，开心地生活，放慢生活节奏，陪儿子读读书，陪妈妈挖挖野菜，陪爱人散散步……手术历经 8 个小时，一切顺利！当我睁开眼睛时，已经到了重症监护室，护士们不但精心护理着我们，还放音乐让我们放松心情。有力气说话后，我们开始聊天，说从前，谈人生，展望未来，重症监护室里是满满的亲情与贴心。

手术后我要做 8 次化疗。化疗前，我随摄影爱好者们一起拍照，想把美丽留在心里。我还遇到了我的学生，他已经成为医生，不停地鼓励我，给我动力、勇气和信心。我和护士通了电话，约定化疗结束后穿上讲公开课的衣服去科室，给大家看看美美的我。化疗是按周期进行的，我把化疗过成度假。我和爱人一起去公园散步，看叔叔、阿姨们跳广场舞、舞剑、打太极拳，看小朋友们滑轮滑，看姑娘、小伙子们跳街舞……我想，或许是命运看我太累了，需要歇歇了。我读书看报，学习治疗的相关知识，学习如何减轻化疗的副作用，还学以致用，和病友们分享心得。我越来越快乐，并把这份快乐分享给周围的人。另外，我积极参加科室的活动，认真填写调查问卷，全力支持科室的研究，因为我希望乳房再造术能造福更多患难中的姐妹。让人发愁的复查，被我过成了和科室的"约会"。每次复查，我都会到科室坐一会儿，和我想念的医生们见个面，和我惦记的护士们唠唠家常，和偶遇的病友们分享治疗的心得，和刚确诊的病友们说说再造的好处，鼓励她们乐观面对……我有了新朋友，其中有医生、护士，还有病友们。我与病友们互相帮助，治疗路上我们是相互搀扶的战友，亲如姐妹。

2019年1月9日，化疗终于全部完成了，恰逢我和爱人的结婚纪念日，我们一起去看望给了我新生命和人生的医生和护士们，我要把美丽的我、阳光的我展现给她们，给他们分享属于我们的幸福。虽然刚做完化疗，但我还是决定装修房子，因为我要把握生命中的每一天，每一天都过有质量的生活，要把新房子当作新的起点，重新活一回！我一直工作，不脱离社会；我辅导儿子，激励他天天向上；我侍奉双亲，给他们幸福；我陪伴病友，给她们信心；我接受本地区刚确诊病友们的咨询，让她们不慌不忙面对治疗……我忙碌并快乐着，充实并幸福着，暂停的生活正慢慢重启。

现在，我已重返讲台，在希沃系统的大屏幕前展示科技的力量。医生、护士们给了我新的生命、新的人生，而我给了孩子们升学的希望及改变命运的机会。我不能像医生、护士们一样守护生命，但我可以在我的领域里奉献青春。三尺讲台写春秋，我可以给孩子们上一节生动的课，我可以在孩子们无助时给他们鼓励，我可以帮助更多的孩子成为国之栋梁。我的力量是微小的，但我愿贡献我的微薄之力，给社会一点星星之火！经历癌症，我更知道生命来之不易，我想把美丽留住，让美丽青春如花绽放！

（来源：天津医科大学肿瘤医院）

尚延枝：
三十九年抗癌路

编前按：

尚延枝已 80 岁了，1982 年她患上了乳腺癌，2007 年又患上了甲状腺癌，发现时都已是晚期，且已有转移。但她科学治疗、坚持锻炼，至今已过了 38 个年头，不但健康地活着，还被评为世界华人百名抗癌明星、全国抗癌明星和省级抗癌明星。虽然经历过很多艰难的日子，但她始终心存感恩，感恩党和社会的关怀，感恩医护人员的精心治疗，感恩家人的关爱和付出，也倾尽全力回报社会：在已从剧团退休的情况下，知道剧团有困难，她义无反顾地立即赶回来，排除万难，1 年排出 3 部剧和 1 部小品，挽救了剧团；领导发放的奖金她分文未取，分给同事们；去医院教病友们练功，深感责任重大；作为郑州市肿瘤康复协会的理事，在这个爱的大家庭里，为病友们奉献自己，希望帮助更多的病友科学康复，圆康复梦。

我叫尚延枝，今年 80 岁了，回首 30 多年的抗癌路，我感触颇深，愈发觉得珍惜生命是重中之重。1982 年我患了乳腺癌，2007 年又患甲状腺癌，发现时都已是晚期，且已有转移。如今已超过 39 个年头，我不但健康地活着，还被评为世界华人百名抗癌明星、全国抗癌明星和省级抗癌明星，用鲜活的事实告诉大家，癌症不等于死亡。

能有今天，我忘不了党和社会的关怀，忘不了医护人员用精湛的医术为我治好了病，忘不了我的丈夫用慈父般的心照顾病妻30多年，忘不了儿女们为多病的母亲放弃了学业去打零工，用他们稚嫩的小手托起了一个贫困的家，这30多年来对我而言是牵魂动魄的。

我原本是省豫剧二团演员，"文化大革命"期间下放到工厂时我年仅29岁。从1969年到1980年，在整整11年的工厂生涯里，我从未停止过唱戏，期待有机会重返舞台。1980年，机会终于来了，长治市豫剧团来河南招人，于是我调往长治剧团，但由于3个儿女尚小，我不得不从长治调回郑州。

正当事业朝着良性发展时，死神却一步步向我逼近。1982年剧团在河北演出，在一次洗澡时，我摸到左乳有绿豆大小的肿块，当时我以为是哺乳落下的毛病，就没去医院。但很快肿物长到了蚕豆大小，到11月时肿物又增大了，这时我有点儿紧张了，赶紧返回郑州就医。省肿瘤医院的医生检查后让我住院治疗，于是我迈着沉重的脚步回到家中，将情况告诉了丈夫。丈夫果断地说："听医生的，住院！"当时我们两人每月的工资共93元，公公患脑血栓，婆婆患喉癌，分别于1978年、1980年去世，二老患病期间，借外债数千元，我们当时每月需还外债20元，我又患了病，简直是雪上加霜。丈夫停顿片刻，接着说："我去借钱！"借了5家，凑够200元，1983年3月我住进了河南省肿瘤医院。手术前我每天都回家看看丈夫和3个儿女，有一次看到孩子们中午只吃馒头和咸菜，心中的酸楚无以言表。

　　手术前一天晚上，我整夜未眠，盼天明又怕天明，盼早做手术，又怕是癌。第二天，即3月3日，一大早，我被护士推进手术室。我突然感觉浑身冰冷，仿佛踏上了奈何桥，下一刻就会坠入可怕的深渊。后来麻醉医生的一句问话把我惊醒了，我心想既然来了，就全当演员体验生活吧。下午2点多，我被推出手术室，看到女儿哭成了泪人，我安慰她说："妈好好的，别哭了。"而实际上，我的心也在流泪。我身上缠满了绷带，左乳与肿瘤连同周围的肌肉和神经一并切除，只留下一根根肋骨与可怜的肉皮相依为伴。这时最残忍的心理惩罚开始了，争取与渴望，侥幸与绝望，面临的与其说是死的恐惧，不如说是生的艰难，生的路该怎样走下去，我感到这条路孤单、寂静、漫长，不知何时才到尽头。下午5时，丈夫和2个儿子看到我的样子和痛苦的表情都落泪了。我怕家人难过，强忍悲痛，笑着劝慰家人。到了晚上，我怕女儿难过，用被子蒙着头流泪，刀口揪心地疼，胳膊上去下不来，下来上不去，动一动全身冒汗，太痛苦了！当时死的心都有了，但想想丈夫和儿女们，我又坚定了要活下去的信念。住院时，大夫看我刀口恢复得慢，人也消瘦，就对我丈夫说要加强营养。从此我天天吃汤面条、炒菜，而孩子们却只能吃馒头和咸菜。

　　因为之前调回郑州时入团手续没办完，我没了收入。丈夫每个月52元工资，除去要还外债的20元，我们一家5口人只能靠余下的30多元生活，其中还有3个学生，生活的艰难可想而知。10年来，全家没添过一件衣服，全是别人给的，吃的菜基本是捡的。一天小儿子说："妈妈，哪一天你给我们炒一顿包菜吃吃吧。"孩子的话让我很心酸，我更不能辜负儿女们，我一定要坚强地活下去。直至儿女们上班后，家里的生活才有了较大的改变，我的身体也日渐康复，体重由原来的45kg增加到60kg。

我一直不知道自己的真实病情，直到有一天，我从丈夫口袋中掏出一张纸条，一看是我的诊断证明，看到上面写的"乳腺癌""转移扩散""腋下淋巴转移3/8"……当时我的心理防线彻底崩溃了，撕心裂肺地痛哭，对3个儿女边哭边说："妈妈不想死，妈妈舍不得你们！"所有在场的人个个泪流满面。

为了早日回报社会，我在病中也坚持练功演唱，借钱买了把二胡，女儿拉我唱，每晚7时到8时都坚持练功。命运从不会亏待有准备的人，1984年洛宁县豫剧团来招演员，我成功入选，于是同年10月正式调到洛宁豫剧团。同志们对我很好，我到团后，即使再忙，练功也从未停过，哪怕1天3场戏也照样练功，从不感觉累。其他如买菜、做饭、把门、卖戏票、做服装等，什么活儿我也都抢着干。因为我觉得生命有限，我要用实际行动回报党和社会的关怀。领导和同志们称赞我说："尚老师简直是个铁人。"

后来有文件规定，癌症患者可以提前退休，于是我向剧团提出退休申请，上级领导极力挽留，领导的重视和信任进一步证明了我的工作实力和能力，我说只要剧团需要我，我会"召之即来"，无条件地为党工作，随团不定时演出。1990年10月至12月，我收到领导让我回剧团的信和来电后立即返回洛宁。当我走进院中，同志们一拥而上说："尚老师，你可来了，我们都半年没发工资了，你回来想想办法吧！"同志们期盼、信任的目光与话语，让我十分感动，为了改变剧团的状况我决心拼一把。由于剧团经济困难，连电也用不起，我就自己买蜡烛，自编自演了小品《产前风波》，1991 年元旦晚会上，这个仅 16 分钟的小品，收获 12 次掌声，连演数场。县委书记亲自到团里慰问，对我说："我以前从不看戏，这次连看 2 场，演得好、服装好、唱得也好，符合计划生育政策，方向正确！"为此给我们发了 4000 元奖金，我分文未取，都发给了同志们，他们已半年没有收入，现在又即将过年，很不容易。

县委书记的话肯定了我的工作，也增强了我的信心，我觉得只要能改变剧团的困境比什么都强，决心排大戏。以 1991 年 1 月开始，我们冒着严寒，克服艰苦的条件，用时 27 天，排出了宫廷大戏《汉宫血泪》。我不仅排，还参加演出，本子修改、唱腔设计都由我一人承担。当时 -13℃，我们一直坚持在寒冷的院里排戏。从 1991 年到 2014 年 20 多个年头，《汉宫血泪》一直是剧团的头牌戏。1991 年 3 月，我学习排演了现代豫剧《独根苗》，同年 8 月又学习排演了《红颜泪》这部古装反赌博豫剧，反响都很好。这使我深深明白，只有服务于社会和人民，剧团才有出路。我的付出赢得了各级领导和剧团的肯定和赞扬。领导说："尚老师本身是癌症患者，她 1 年排了 3 部大戏和 1 部小品，这是我们剧团成立以来从未有过的，恐怕在全省也不多见，她为剧团做出了巨大贡献，挽救了剧团，是我们剧团的大功臣！"我给党交了一份满意的答卷，也给我的艺术生涯画上了圆满的句号。

儿女们为我做出了巨大的牺牲，我觉得自己也应为儿女做出贡献。1992 年女儿生子，我离团回家照顾她，还在路边卖服装、做毛衣加工补贴家用，生意、生活都非常令人羡慕。后来两个儿子也结婚生子，我有了 2 个可爱的孙子和 1 个外孙，感觉太幸福了，常常睡着也会笑醒。

后来由于年纪渐大，加上忙碌，许多的慢性病接踵而来，包括胃病、失眠、腰椎间盘突出、肩周炎、脂肪肝、高血压、心脏病。2006 年，我心脏病加重，睡觉时只能趴着才能入睡，同时我开始服用速效救心丸，状态稍好一些后我开始服用丹参滴丸，一天需服五六次。这时，我爱人又患上了脑血栓，经就医痊愈，我的心刚刚放下，喜气未发，又添灾难。2007 年 5 月，我发现我脖子两侧均有结节，经 3 家医院检查确诊为甲状腺问题，于 6 月 5 日接受了手术治疗。家人和医生都没有告诉我真实病情，只说吃优甲乐就行。后来我才知道这次患的是甲状腺癌，且淋巴结已有转移（1/7）。此后，我科学治疗和康复，加强练功，身体恢复很好，至今已有 14 年。所有见到我的人，有一个共同的说法：不像癌症患者，虽然 80 岁，但看上去年轻得多。

这些胜利来之不易，我感谢党和领导的关怀，也希望回报社会，以实际行动帮助其他患者。2008 年 7 月至 8 月，我在郑州东方肿瘤医院教病友们练功，看到他们求生的眼神，我更感到责任重大。作为郑州市肿瘤康复协会的理事，我在这个爱的大家庭里，为病友奉献着。我们举办了 40 期河南省肿瘤康复培训班，帮助了许许多多的病友们走向康复。让我们大家团结起来，齐心协力帮助更多的病友科学康复，圆他们的康复之梦！

（来源：中国抗癌协会康复分会——郑州市肿瘤康复协会）

李奕：

癌症康复会让我
把坎坷之路走得丰富多彩

编前按：

　　人生中能有几个19年？而今年64岁的李奕，有19年都走在抗癌路上。2002年，一纸"乳腺癌"诊断改写了她的人生轨迹，使她从一个每天出差忙碌、前途大好的工程师变成了"癌症患者""家庭妇女"，经历了令人痛苦不堪的手术、化疗，她内心一片茫然，身心陷入低谷。这时，癌症康复会让她找到了消失已久的快乐和归属感。老志愿者热情地指导、开导她，抗癌明星们战胜疾病的事迹激励着她，她聆听专家的防癌抗癌的科普讲座、参加各种康复旅游和文娱活动……她也逐渐走上了志愿者之路，找到了新的人生价值。现在的她，是北京癌症康复会的副会长，兼康复会玉渊潭活动中心主任，每天都为康复会的工作忙碌而快乐着。她说自己的康复路就是群体抗癌之路，就是感恩与回报的志愿者之路。是癌症康复会，使她把人生中最坎坷的一段路走得丰富多彩！

迷路：一纸诊断改写人生轨迹

我叫李奕，今年64岁，人生中有19年都走在抗癌路上。遭遇癌症之前，我的职业生涯前途大好——作为一名电子工程师，我参与研发的项目曾获得过"北京市科学技术进步三等奖"，我个人也曾经被评为"北京市爱国立业标兵"。

2002年4月，我洗澡时无意中在乳房上发现了一个小疙瘩，去附近三甲医院做了超声检查，医生建议手术，但我当时不想做手术，想服用中药进行调理，没想到曾经给我治疗过乳腺增生的老中医也建议马上做手术。我抱着怀疑的心态又去了肿瘤医院，后来B超、钼靶、穿刺等检查结果都指向3个字——乳腺癌！我生平第一次感到了对疾病的恐惧……那张写着"乳腺癌"的诊断书，如同一道晴天霹雳，让我感觉无比茫然与惶恐。我无论如何也不愿相信"癌症"会和自己相关，觉得上天很不公平，我是这么热爱生活、热爱家庭、热爱工作，为什么会患癌？我才45岁！我多么希望那只是个误诊。

我住进医院准备的手术，觉得自己是世界上最倒霉的人！之后我亲眼见到医院的手术台就像"流水线"一样，排都排不上队！医院内病友们的情况也让我深深震撼：

14岁的女孩患卵巢癌，子宫和卵巢都切除了，又发生了骨转移。每当远远地看到她妈妈推着她的轮椅时，我都会绕着走，因为在这位母亲面前我不知道该说些什么。

25岁的男孩是计算机学士、MBA，分配到工商银行工作才1年，鼻咽癌脑转移，头部放疗使他只有5~6岁孩子的智商，在楼道里玩着遥控玩具汽车。他妈妈说："我儿子特别聪明……"我不敢往下听！

一位孕妇患了乳腺癌，要先进行流产手术才能进行癌症治疗手术。

很多人看到这些会感到深深的恐惧，而我却一下子顿悟了。我明白了，不论男女老幼谁都有可能生病，我也是凡人一个，我为什么不能生病呢？想明白了这个道理，我用最短的时间调整好了自己的心态，积极配合治疗，希望长期生存的奇迹能在自己身上出现。

手术后，是让人难以忍受的化疗。每个疗程的化疗我都有 4～5 天水米不进，胃像一块大石头，硬硬的，整个消化系统都仿佛停摆了，喝水、吃药都会马上吐出来，更别提吃饭了。当时我给同事发信息说："原来天天吃嘛嘛香，从来没觉得幸福，现在我最大的幸福就是能吃上一口舒服的饭。"他们都流泪了。其实我没有煽情，只是说了一句发自肺腑的实话。

化疗 2 周后，我发现枕头上开始有头发，当时连头发都不敢梳，怕加重脱发，其实根本没用；又过了 1 周，洗头时就像摘帽子一样，一头黑发掉得精光！面对镜子里的我——"光头" + "激素脸" + 残缺的身体 = 郁闷！我身心备受摧残，对未来的生活完全失去了信心。

作为一个女人，一个乳腺癌患者，要经受的不仅是手术、化疗等肉体上的痛苦，更多的是心理的痛苦和压力。我出院后，在单位办理了退休手续。那个阶段我非常不适应，觉得整个生活状态一落千丈，时常感到失落。45 岁的我，有工作经验、有生活阅历，本应是能够专心干一番事业的，但癌症把我从工作岗位上拉下来，推进医院，经历了手术、化疗等折磨，冷落在家中。面对镜中青丝退尽的光头，想到未来还不知有多少病痛等在路上，我的心中一片茫然。从一个每天出差忙碌的工程师变成了"癌症患者""家庭妇女"，对事业的追求被对死亡的恐惧所取代，角色变化带来的不适给我带来了心理上巨大的落差；同时，微薄的退休金和高额的医药费相比杯水车薪，使我在经济上感到了巨大压力。那时的我觉得很不公平，我这么热爱生活、热爱家庭、热爱工作，为什么会落得如此境地？

寻路：康复会带我走上群体抗癌之路

就在我身心都陷入低谷的时候，我听说有一个专门属于癌症患者的组织——北京癌症康复会，那里有很多和我同病相怜的人在群体抗癌。于是，我走进了玉渊潭公园，找到了他们。当时的情景让我震惊，也令我感动：那是一群快乐的人，大家坐在一起有说有笑，谁也想象不到他们竟是一群癌症患者。加入康复会后，我被拉进了一个新天地，老志愿者热情地指导我、开导我，抗癌明星们战胜疾病的事迹激励着我，我们聆听专家的防癌、抗癌的科普讲座、参加各种康复旅游和文娱活动。在健康大课堂里，在青山绿水中，在欢声笑语中，我重新找回了自患病后就消失不见的快乐与归属感。"癌"使我有了新的组织，结识了新的朋友，以新的节奏和方式生活。我也逐渐走上了志愿者的道路，找到了新的人生价值。

癌症康复之路是坎坷的。正当我准备庆祝抗癌"3岁"的生日时，因疑似"骨转移"又一次住进了医院"拘留审查"。死神的镰刀仿佛又一次悬在我的头顶，随时可能挥落下来。在等待"宣判"的那半个月时间里，所经历的每一分、每一秒我都觉得无比漫长与艰辛。幸运的是，最终我被宣布"无罪释放"。这次"疑似复发"使我明白了，对于我和我的病友们而言，手术、化疗的结束只是我们抗癌征途中一次小小的胜利，在此后漫长的岁月中，我们仍将面临"转移""复发"的威胁。癌症康复是我们每一位"有前科"的患者要为之奋斗终身的课题和梦想！在抗癌路上，有的人都选择成为孤独的行者，独自承受着所有的压力与恐惧，而我选择了群体抗癌这条抗癌之路，选择相信身边的病友和医疗工作者，在北京癌症康复会这个医患结合的平台上尽己所能、共同战斗，去探索癌症康复新道路。

行路：康复之路和志愿者之路

在与病友接触的过程中我发现几乎每一位刚刚确诊的患者，会不同程度地存在震惊、否认、恐惧、焦虑、忧郁、求生或绝望的心理。而且，亲朋好友的劝慰、开导很难奏效，患者觉得没有人能与自己感同身受。此时，非常需要有人帮助他们拨开迷雾，找到正确的康复之路。我觉得做这项工作很有意义，也责无旁贷。一次康复会的联欢会后，有一个会员的家属激动地对我说："要对一个得了癌症的人说让他'快乐'，我们这些没有经历过病痛的人的语言很苍白，可是你们做到了。"他的话，让我发现原来做一名关爱生命的志愿者竟有如此重要的意义。因为，病友之间是同病相怜、同病相通，病友的话最有说服力。十几年的志愿者生涯使我接触到了更多的病友，了解了更多的生命故事。这些故事震撼着我，鼓励着我，感到自己是对他人有用的人。

如今的我，已不再是那个初闻坏消息时茫然不知所措的癌症患者。这 19 年间，我用老病友们教给我的乐观，开导、劝慰了如我当年一样心灰意冷的新病友；用医生们教会我的科学理念，帮病友们躲开了种种抗癌误区，少走弯路；用我收获到的关爱与信任，向更多有需要的人传递这份必胜的抗癌信念。我觉得自己在做有意义的事，在传递爱心，活得很有价值。原来做一名关爱生命的志愿者竟是如此的光荣、如此的充实和愉快。

现在的我，是北京癌症康复会的副会长，兼玉渊潭活动中心主任，多年来本着"科学抗癌，群体抗癌"的宗旨，与新老志愿者们一起组织大家开展各种有利于康复的活动：环湖走、摄影展、健康讲座、旅游、文体活动，搭建交流平台 QQ 群、微信群进行康复交流咨询。同时，我们还组建了合唱队、舞蹈队、时装队，在一年一度的联欢会上展示才艺。19 年坎坷的抗癌之路，有医护人员的保驾护航，有家人的关爱，有那么多病友的陪伴，才有了如今这个依然乐观自信、愿意为更多病友服务的我。

为了更好地服务于病友，当好志愿者，我不断地学习，努力提高服务的能力和水平。我参加过中国抗癌协会组织的骨干培训班，学习了抗癌知识和与病友沟通的技巧，学习了重大疾病危机干预的理念；我加入了北京肿瘤医院的导医志愿者行列；我还掌握了微信平台管理的技术。

十几年来，我每天都为北京癌症康复会的工作忙碌并快乐着。越来越多的病友加入了群体抗癌、快乐抗癌的行列之中，他们陪伴着、鼓励着我，使我重新找到了自己的人生价值。虽然我们身患癌症，但我们仍然是社会的一分子，在享受了家庭和社会关怀的同时，也应该为家庭和社会贡献自己的力量。

抗癌之路坎坷不平，在这一过程中心态很重要，良好的心态对治疗起着重要的作用。信心是最好的药，战略上要藐视疾病，不要被它吓倒，而战术上应重视疾病，积极治疗，不要贻误战机。当然，还要注意营养均衡、适度锻炼，做一些力所能及的事，后者也就是我们常说的工作疗愈。

抗癌 19 年，我不仅从癌症阴影中走了出来，还成了一个传递爱心的使者，致力于帮助更多的病友一起战胜癌症。我的康复路是群体抗癌之路，是感恩与回报的志愿者之路！我由衷地感谢北京癌症康复会给予我们这些癌症患者的指导和帮助！我在这里康复，在这里成长，在这里把人生的一段最坎坷之路走得如此丰富多彩！

（来源：北京癌症康复会）

王凤萍：

扬起生命风帆 继续远航

编前按：

　　1996 年，29 岁的王凤萍患上了乳腺癌，正值人生黄金期的她痛苦、恐惧，难以接受这样的事实，但想到父母和年仅 4 岁的女儿，她决心振作起来，好好活下去。她规范治疗、定期复查、合理调养，还练习健身气功、太极拳、太极剑等中国特色健身方法，并于 2017 年完成了国家级社会体育指导员培训，曾两次被评为"北京市抗癌明星"。作为北京癌症康复会副秘书长，她热心地为病友们服务，还把自己掌握的中国特色的健身方法毫无保留地教给病友们，帮助他们锻炼康复。她积极参与社区志愿者活动，如教失智人群练太极扇，作为志愿者在丰台区残疾人运动会中协助裁判工作等，曾被评为"社区十佳志愿者"。王凤萍希望所有的癌友们都和她一样鼓足勇气，扬起生命风帆，继续远航！

　　1996 年 7 月 18 日，我刚 29 岁，女儿也才 4 岁，平素健康的我却患上了乳腺癌。那一刻，天塌地陷，当时那种困惑、无奈、痛苦、恐惧、伤心、绝望，我至今都难以忘怀。

俗话说"三十而立",生病时我将及而立之年,入党还不到1个月,是先进工作者,正值人生的黄金时期,我却得了"不治之症"。我责怪老天不公,哀叹命运的残酷,多少眼泪与悲伤,多少痛苦与折磨,在几个月的日子里我却想哭也哭不出来了,我不相信这是事实,但医学的裁决谁也无法改变。

面对白发的父母,想着他们还没有享受到女儿的照顾;看着年幼无知的孩子,想着她未来有那么长的路,都需要妈妈的关心和呵护……我绝对不能向命运屈服!一定要坚强,要想尽一切办法振作起来!我不但要让生命延续,还要更加精彩!

接下来就是手术、放疗和难熬的化疗,我的身体一下子变得非常虚弱。化疗的痛苦真是令人生不如死。经过几个月的思想斗争,我想起战争年代共产党员面对生死时的坚强,难道和平年代的我面对病魔就怯懦和屈服了吗?不!我还年轻,为了家人和所有关心我的人,我一定要活下去!

有了要活下去的坚定信念,患病后闭门不出的我开始走出家门,到公园里找老病友"话疗"取经。在与老病友的"话疗"中,我找到了一条通向幸福健康的道路,即规范治疗、定期复查、合理调养、练健身气功和太极拳等中国特色的抗癌之路。我现在经常对新病友说:"对任何疾病,咱们既要当回事儿,又要不当回事儿。"就是说,有病看病,但不能总往心里去。还要树立战胜疾病的信心,癌症是可防可治的,关键在于如何对待它、战胜它。要在具体的治疗、保养和生活的节奏上重视它,作息要有规律。除了药物治疗、饮食调理、家人和睦相处外,乐观向上的生活态度非常重要。

　　我业余爱好广泛，喜欢养花、养鱼、跳舞、旅游等，还参加太极拳比赛和各种表演，展示自己的风采，不管是舞台上、公园里，还是长城脚下、天安门广场、世纪坛，都曾留下我的身影。

　　2008年我习练了花棍这项传统运动，曾多次在鸟巢参加表演。2009年，我首次参加北京市太极拳、太极剑个人项目比赛，都取得了名次。2010年，我参加了"北京市国际武术邀请赛"，太极拳和太极剑都获得第3名，当两块铜牌戴在我的胸前，我默默地对自己说我成功了，因为我不但是跟健康和强壮的人比赛，还是在跟癌魔比赛。2018年，我参加了首届爱携航魅力倾"程"乳腺癌患者风采大赛，成功进入半决赛并获得较好的名次。每一次站在表演或比赛的舞台上，我都在想着我不仅代表自己，还代表每一位癌友。我要用鲜活的事实证明癌症不等于死亡，又有谁能想到，高手云集的赛场中的我竟然是一名癌症患者呢！

　　这些年，我曾去过很多名胜古迹，亲眼看到了祖国的山川美景；多次走出国门，去了美国、韩国，以及东南亚等国家，了解各国历史文化和风土人情，这都是休养生息、增加生活乐趣、愉悦心情的好方法，对战胜疾病是有好处的。

　　我不但自己习练健身气功、太极拳等中国特色健身功，还完成了相关培训，考取了证书，方便更好地帮助癌友们。2017年11月3日，我完成了国家级社会体育指导员培训。自从康复以来，我协助北京癌症康复会陶然亭小组的工作，感到从未有过的快乐，渐渐地我对癌症的恐惧缓解了，身心也都放松下来。我作为癌症患者，仍有能力投身于社会，服务于社会，这在心态上是一个转换，使我从消极、郁闷的心态中解放出来，振奋精神。工作也是一种乐趣，为社会做一些力所能及的事情，既是一种奉献又能开阔心胸，让我从疾病的忧郁、彷徨中解脱出来，对养病健身是大有裨益的。作为北京癌症康复会副秘书长，我热心地为病友们服务，以自身战胜病魔的经验和体会鼓励他们，开导新病友放下思想包袱，正确对待疾病，消除心理负担。我还把自己掌握的中国特色的健身方法，如健身气功、太极拳、太极剑等，毫无保留地教给病友们，助他们锻炼康复，带领病友们参加西城区健身气功比赛，并获得一等奖。我带头组织成立了表演队、康乐健身舞蹈队，带癌友们参加公益活动或参加表演。虽然有时也会有点疲累，但我感到很充实，在帮助癌友中我得到了满足和快乐。

我积极参加社区志愿者活动，曾被评为"社区十佳志愿者"。我教失智人群练习太极扇锻炼身体，在2021年10月丰台区残疾人运动会中作为志愿者协助裁判工作，与社区姐妹们一起参加北京市太极柔力球比赛并获奖。

因积极抗癌，以及对癌友们、群体抗癌所做的贡献，我曾两次被评为"北京市抗癌明星"。

我把生命比作轻舟，把主宰生命的自己比作勇敢的舵手，我要顽强地驾起自己的生命之舟，当好舵手，带领我的队员去实现一个又一个的梦想！希望所有癌友们都和我一样鼓足勇气，扬起生命的风帆，因为我们还要继续远航！我患癌至今已25年，还会有35年，45年……我要创造生命的奇迹，要等到攻克癌症的那一天！

（来源：北京癌症康复会）

周小龙：

生命有限 精神无价

编前按：

　　提起长兴县癌症康复协会，也许大多人都不知道，但当你读了这篇文章，你一定会感动于该协会抗癌达人周小龙的事迹。因为，正是有了这样的一个组织、有了这样的一位会长，长兴县的癌症患者才有了"活"下去的勇气，才有了乐观豁达的人生，才有了为"健康长兴"无私奉献的一个特殊群体。

一个铁血汉子

　　提起周小龙这个名字，长兴县范围内不说家喻户晓，也是远近闻名。因为他当过兵，是一位军转干部；因为他转业后当过乡镇人武部部长，为部队输送过优质兵员；因为他当过乡镇党委书记，是一位乡镇领导；因为他当过县级国有企业改制的负责人，是一位多面手；因为他连续15年担任长兴县癌症康复俱乐部主任，是一位抗癌专家；他退休后担任了长兴县癌症康复协会负责人和党支部书记后，更是将全身心扑在了为协会 500 多名会员和全县 10 000 多名癌症患者的服务上。

1952 年 12 月出生的周小龙，名如其人。1970 年 12 月参军入伍，1974 年 1 月入党，1979 年 10 月转业到长兴县下箬人民公社工作。当兵出身的他，平日里生龙活虎，说话声如洪钟。可是，谁也没有料到，1994 年第一次领导干部常规体检后，县委组织部通知他到部长那里，部长让人民医院的医生对他解释，医生的神情非常严肃又神秘，他说："周书记，经这次体检，发现您左肾区有个阴影，还需要做进一步检查，你想去哪里查？北京、上海、杭州由您决定。"其实医生和领导都已知晓周小龙患的是癌，只是没有告诉他实情而已。他知道，病情很严重，那种阵势已说明一切。

当听到医生这句话后，周小龙淡淡地说："那就去上海吧。"部长说："那你回乡里把手头工作移交一下，准备好了打电话给我，我和这位专家一起送去上海。"从那时开始，至今已 27 年，这期间，周小龙左肾切除，右肾又发现了肿瘤，27 年里共动过三次大手术。但周小龙是真正的硬汉子，面对诊断书，他没有倒下，而是配合医生积极治疗。现在的周小龙，身体竟然越来越好，不知道的人根本不会把他当成癌症患者。用他自己的话说："面对癌症，不用害怕！保持平常心态，积极配合治疗。特别是有生之年尽量多为社会做点贡献……"也许这就是周小龙这个"铁血汉子"的真实写照，也许这就是周小龙这个"癌症患者"的健康心理。

周小龙是这么说的，更是这么做的，他义不容辞地担任起长兴县癌症康复协会会长兼党支部书记，甘于为全县癌症患者做好服务工作，多次受到省、市、县有关部门的通报表彰。

在周小龙的带领下，长兴县癌症康复协会工作出色，2020 年度，被上级党委评为先进党支部。2021 年，浙江省癌症康复委员会换届改选会议在长兴县召开，周小龙当选为浙江省癌症康复委员会委员、常务委员。同时，还主持召开了湖州地区癌症康复会联席会议，适逢联席会议主席换届，与会代表一致选举周小龙为本届（4 年一届）联席会议主席。

三次"浴火重生"

说到周小龙的抗癌之路，也许有人不敢相信。在他 1994 年被查出癌症以来的 27 年里，他已动过 3 次大手术，每次都是与"死神"擦肩而过，可谓人间奇迹。这一方面得益于现代科学发达的医疗技术和医务工作者的精心治疗，另一方面，是周小龙个人顽强的意志和坚决与癌症搏斗的信念，特别是还有一个更重要的因素，是周小龙始终抱有乐观豁达的心态。

周小龙的 3 次大手术，是他与癌症的搏斗史，更是他以亲身经历鼓励癌症患者以乐观心态对待生死的活教材。

1994 年第一次发现。在常规体检时确诊肾癌。他平静地对医生说："该怎么治疗就怎么治疗，听医生的。只要你们让我醒来，我就能活下去。"医生经过会诊后，决定将他的左肾全部切除。切除了一个左肾的周小龙，没有倒下，而是坚强地说道："即使只剩半条命，照样也能为党工作！"一番话感动了组织，本来组织上安排他疗养，好好休息，但他婉言谢绝，坚决要求继续工作。"工作就是最好地活着"成为当时周小龙对组织的庄严承诺。

1996 年，组织上考虑周小龙的身体，出于照顾，把他从偏远的仙山乡调进县城工作。2000 年，全县恰逢五大机构撤并改制，周小龙被任命为新组建的贸易与粮食局改制办主任，并负责全县粮食系统的下属200多家企业的破产清算工作和近15 000名下岗职工的安排工作。国有企业的破产改制是一项千头万绪、困难重重的工作，牵涉面广，困难职工多，上访不断。但周小龙凭着对党的热情和对人民的深切关怀，将自己的健康置之度外，一如既往，全身心投入工作中。

2004年第二次发现。全县整个粮食系统的改制工作，经过3年多的努力，在县委、县政府的坚强领导下，在全县粮食系统广大干部职工的理解和配合下，当改制工作的阶段性成果已经胜利在望，周小龙自认为可以歇息一下时，在一次例行复查中，医生告知在他的右肾又发现了2~3cm的肿物，而且专家判定极有可能是癌症。

要是换了别人，肯定经不起再一次的打击。但周小龙又一次以超乎寻常的平静对医生说："没有办法，只有手术了……"连医生都被他惊人的意志和乐观的心态所感染，纷纷用惊讶和赞叹的语气说："这样的癌症患者我们也是少见！"

周小龙用一句"不能让疾病抢夺了人的意志"回答了医生的惊讶。第二次右肾下极进行了部分切除手术，周小龙又奇迹般地战胜了癌症，重返工作岗位。

2009年第三次发现。长兴县委、县政府通过对全县经济建设和社会发展的整体部署，2008年决定建设综合物流园区。该项目的隶属单位为县贸易与粮食局。经有关领导研究，任命周小龙为园区筹建公司办公室主任。这个"主任"虽然看起来权力很大，但实质上是白手起家，钱、物、人，都需要他亲力亲为。那时的他已57岁，退出领导岗位的同仁都在休息了，但这位患过两次癌症、缺少两个半零件（一个左肾、一只胆囊、半个右肾）的他，居然再次"披挂上阵"，同时还兼任县贸易与粮食局改制办主任、癌症康复俱乐部主任等多项工作。

有"拼命三郎"之称的周小龙，一旦干起工作，就有忘我的精神。他为综合物流园区的筹建而四处奔波，在贸易与粮食局的全力支持下，经过几年的不懈努力，一期工程竣工在望，园区雏形初见成效。

正当周小龙沉浸在工作的快乐中时，他又隐约感觉身体出现反复。在领导和同事的劝说下，他去医院做了CT检查，报告诊断右肾发现上极错构瘤癌变。医院要求他立即住院治疗，但周小龙心里装着正在建设的工程，瞒着病情，回到园区工地，继续筹划未完的工期。等到一期工程顺利完工时，已经错过了微创手术的最佳时机。医生只好第三次给他做了开放式手术，医者仁心，又一次把他从鬼门关上拉了回来。

周小龙就是这样凭着顽强的毅力三次神奇般战胜癌症。当他又一次神采飞扬地出现在大家的视野中时，大家都不禁竖起大拇指："简直是抗癌达人！"从此，"抗癌达人"就成了周小龙的新名字。

小车不倒只管推

三次抗癌经历，三次抗癌成功，让周小龙的思想也有了彻底的转变，他能坦然面对生死，更加乐观豁达。他常说："人的生命是有限的，我现在已经把今后的生命当作是被恩赐的，所以，我要抓紧为社会多做点儿事情，特别是为我们长兴县的癌症患者多做点儿事情。"他是这样说的，更是这样做的。

2006年，长兴县组建癌症康复俱乐部。俱乐部的会员都是本县的癌症患者，大家都认为这个俱乐部的主任，无论是从抗癌经历，还是从工作经验来说，非周小龙莫属，觉得他是最佳人选。于是，周小龙又多了一个长兴县癌症康复俱乐部主任的"头衔"。

自长兴县癌症康复俱乐部成立十多年以来，周小龙也确实不负众望，对工作满腔热忱，对癌友关怀备至，全身心投入到俱乐部的生存和发展中。

癌症康复俱乐部是"草根组织"，纯粹是"清水衙门"，俱乐部的运作经费完全靠自己筹措。这些都是周小龙亲力亲为，并带动会员成为一种自觉行动。其中，90% 的经费是周小龙筹措的。而周小龙自己则从来不拿协会任何报酬，自己的私家车也成了他工作的"公"车。

2019 年，在长兴县委领导的关心下，长兴县癌症康复协会党支部成立了，并隆重召开了党支部成立大会，周小龙被推选为党支部书记。县委组织部、县科协、县民政局、县"两新工委"等领导亲自到会祝贺。现在，康复会的 50 多名党员都是长兴县癌症康复协会的骨干。2020 年度，由于党支部工作出色，被上级党委评为先进党支部。

在周小龙的带领下，癌症康复俱乐部成了全县癌症患者"温暖的家"。

抱团传递正能量

在周小龙的带领下，长兴县癌症康复协会的全体会员积极抱团取暖，面向全县癌症患者，甚至全社会积极传递正能量。主要体现在以下 6 个方面：

第一，为患者送温暖。会长周小龙自己不断总结多年来的抗癌经验，用党组织的温暖努力当好俱乐部心理疏导的老师、呵护关怀的家长、暖心体贴的朋友。

第二，与患者肩并肩。以协会的名义密切配合健康中国建设，切实做好全县防癌、抗癌和癌症康复工作，带领全县一万多名癌症患者同癌魔作斗争，并卓有成效。

第三，建协会新组织。2020 年，在周小龙的提议下，党支部会同理事会经过反复讨论，考虑癌症康复工作的长期性、复杂性、艰巨性，决定将康复会从抗癌协会中独立出来。经过申请，正式注册为：长兴县癌症康复协会，2021 年 2 月已正式取得《社团法人登记证书》，使该组织成为名正言顺的社团机构。

第四，强制度作保障。独立后的长兴县癌症康复协会，重点进行了制度建设，通过修订十多项制度实施制度化管理。全面落实"一切为会员服务，一切为癌症患者服务"的宗旨，在周小龙的努力推动下迅速行动，组建了志愿者服务队，重点开展为 30 多名 80 岁以上老会员和 40 多名新会员的服务工作。

第五，一体化做延伸。目前，在中国抗癌协会康复分会、浙江省癌症康复会的要求下，长兴县癌症康复协会正全力推进癌症康复分会的建设，年内 80% 的区域内设立分会，并与中医院建立战略合作关系，运用大数据管理和中医理念，实施复查、诊断、治疗、中医药干预康复一体化。

周小龙除了做好协会管理工作，还每年坚持数十次下乡镇、到街道，进社区，甚至到村舍给城乡居民宣传防癌、抗癌和预防疾病、促进健康的科普知识，已累计数千人听讲。

第六，求合作谋双赢。协会在周小龙的带领下，与长兴县中草药民间秘方协会积极开展合作，每年进行互动，参与举办各项活动和专业研讨，如合作编撰《浙北本草》、筹备召开大型中医药研讨会等，不断提升影响力和知名度。

协会的工作，正如周小龙所概括的："27 年抗癌路，我靠着顽强意志续写'传奇'，凭超人毅力铸就'达人'。带领病友抗癌魔，15年风雨兼程，由于我不懈的追求，尽自己所能去努力，长兴县癌症康复会从 21 名会员发展到现在的 520 名会员。为病友延长生命已成我今生之愿，如今，我虽年届古稀，仍执着为癌症康复事业服务，为社会绿色健康宣传服务。初心依旧，矢志不移！"周小龙经常对康复协会理事们说："只做好事，不问前程，心安就好。"他的这句话诠释了他的一生。

通过多年的不断持续努力，协会的工作得到了各级领导、部门的充分肯定，会长和党支部书记周小龙个人也获得了"浙江省抗癌明星""浙江省抗癌先进个人""湖州市爱心使者"等一系列荣誉称号。

（来源：中国抗癌协会康复分会）